实用临床麻醉学精要

孙　超　王　敏　李庆锋　褚衍强　王学亮　主编

甘肃科学技术出版社

甘肃·兰州

图书在版编目（CIP）数据

实用临床麻醉学精要 / 孙超等主编 .-- 兰州 : 甘
肃科学技术出版社，2024.12. -- ISBN 978-7-5424
-3290-2

Ⅰ . R614

中国国家版本馆 CIP 数据核字第 20247HP374 号

实用临床麻醉学精要

孙　超　王　敏　李庆锋　褚衍强　王学亮　主编

责任编辑　辛　芸
封面设计　文峰天下

出　　版	甘肃科学技术出版社		
社　　址	兰州市城关区曹家巷 1 号	730030	
电　　话	0931-2131570（编辑部）	0931-8773237（发行部）	

发　　行	甘肃科学技术出版社	印　　刷	固安兰星球彩色印刷有限公司
开　　本	787 毫米 ×1092 毫米　1/16	印　　张	12.5　　　字　数　220 千
版　　次	2024 年 12 月第 1 版		
印　　次	2024 年 12 月第 1 次印刷		
印　　数	1~1000		
书　　号	ISBN 978-7-5424-3290-2	定　　价	108.00 元

图书若有破损、缺页可随时与本社联系：0931-8773237
本书所有内容经作者同意授权，并许可使用
电子版免费阅读，允许复制转载

编　委　会

主　编：孙　超　王　敏　李庆锋　褚衍强　王学亮
副主编：杨士民

前　言

　　麻醉学作为现代医学中一门不可或缺的关键学科，在临床医疗领域发挥着举足轻重的作用。它既是手术得以安全、顺利开展的坚实保障，又是缓解患者痛苦、促进患者康复的重要手段，其重要性贯穿于整个医疗过程，对患者的治疗效果和预后产生着深远影响。

　　在外科手术领域，麻醉的应用无疑是手术成功的基石。从简单的体表手术到复杂的心脏、颅脑手术，麻醉医生凭借其专业知识和精湛技能，精心选择合适的麻醉方法，精准调控麻醉深度，确保患者在手术过程中处于无痛、安全且生理状态相对稳定的状态。在全身麻醉下，患者仿佛进入一场深度而平静的睡眠之旅，意识消失，全身肌肉松弛，为手术医生创造了理想的操作条件。例如，在心脏搭桥手术中，麻醉医生需要精确控制麻醉药物的剂量和种类，使患者的血压、心率等生命体征保持稳定，同时确保心脏在手术过程中得到良好的保护，避免心肌缺血、缺氧等并发症的发生。而在局部麻醉中，患者保持清醒，特定部位的疼痛感觉被有效阻断，如常见的牙科治疗，局部麻醉让患者在避免全身性麻醉风险的同时，能够配合医生完成手术操作，减少了手术的风险和患者的恢复时间。除了手术室内的应用，麻醉在其他临床场景中也发挥着广泛而重要的作用。在重症监护病房（ICU），对于需要机械通气的患者，麻醉医生通过合理的镇静、镇痛方案，使患者能够耐受气管插管和机械通气，减少人机对抗，降低氧耗，促进患者的恢复。同时，在患者病情发生变化时，麻醉医生能够迅速调整治疗方案，如在患者出现呼吸衰竭加重或循环不稳定时，及时调整镇静药物的剂量或给予血管活性药物，确保患者的生命体征稳定。在疼痛诊疗领域，麻醉医生运用多种技术手段，如神经阻滞、药物治疗等，为慢性疼痛患者提供有效的缓解方案。对于带状疱疹后神经痛、癌性疼痛等顽固性疼痛，通过精准的神经阻滞或合理的药物配伍进行治疗，能够显著减轻患者的痛苦，提高患者的生活质量。

　　然而，随着医学技术的不断发展和患者需求的日益提高，麻醉学在临床应用中也面临着诸多新的挑战和机遇。一方面，人口老龄化加剧，老年患者合并多种慢性疾病的情况越来越常见，这对麻醉医生的术前评估、麻醉管理和术后监测提出了更高的要求。如何在保障老年患者手术安全的前提下，优化麻醉方案，减少并发症的发生，是当前麻醉学领域亟待解决的重要问题。例如，老年患者常伴有高血压、冠心病、糖尿病等疾病，麻醉过程中需要更加精细地调控血压、血糖，避免对心脏、肾脏等重要器官造成损害。另一方面，随着手术技术的创新和微创手术的广泛开展，如腹腔镜手术、机器人手术等，对麻醉的精准性和快速恢复提出了更高的要求。麻醉医生需要与手术团队密切配合，确保患者在手术过程中不仅无痛，而且能够快速苏醒，减少术后并发症的发生，促进患者的早期康复。

为了更好地应对这些挑战，满足临床实践的需求，我们精心编写了这部麻醉学专业著作。本书旨在全面、系统地阐述麻醉学的基础理论及在临床各个领域的应用，涵盖了从常见手术的麻醉管理到特殊患者群体的麻醉考量，从麻醉技术的操作要点到麻醉并发症的预防与处理等方面的内容。我们希望通过本书，为麻醉科医生、外科医生、妇产科医生、儿科医生以及其他相关医疗专业人员提供一本实用、权威的参考书，帮助他们在临床工作中更好地理解和应用麻醉学知识，提高医疗质量，保障患者的安全与健康。

本书会聚了众多麻醉学领域的专家学者，他们凭借丰富的临床经验和深厚的学术造诣，精心撰写每一个章节，力求内容准确、实用、新颖。本书不仅详细介绍了各种麻醉方法和技术在不同手术和患者中的应用，还深入探讨了麻醉相关并发症的发生机制、预防措施和处理方法，为临床医生提供了全面的指导。同时，我们也注重理论与实践相结合，通过大量的临床案例分析，帮助读者更好地理解和掌握麻醉学知识，提高解决实际问题的能力。

目 录

第一章　麻醉学概述

麻醉学在医学领域中占据着至关重要的地位，它为各类手术及医疗操作提供了无痛、安全的保障。随着医学的不断发展，麻醉学也在持续进步，其重要性日益凸显。

在现代医学体系中，麻醉学的作用不可替代。无论是复杂的大型外科手术，还是相对简单的医疗操作，麻醉都能确保患者在无痛的状态下接受治疗，极大地减轻了患者的痛苦和恐惧。从古代人类对止痛方法的探索，到现代麻醉学的高度专业化发展，麻醉学经历了漫长而曲折的历程。

本章将对麻醉学进行全面概述，包括其发展历程、现代范畴、分类、基本原理与作用机制等方面内容，让读者能简要全面地了解麻醉学这一学科。

一、麻醉学的发展历程与现状

（一）麻醉学的起源与萌芽

从史前时期开始，人类在与自然的抗争和生活实践中，就一直在不懈地寻找能够减除创伤或疾病疼痛的方法。中国古代"神农尝百草，一日而遇七十毒"的传说，生动地反映了古代人民对治病止痛良药的执着追求。在漫长的古代岁月里，人类遭受着各种伤病带来的痛苦，逐步摸索着缓解疼痛的途径。当时虽有罂粟、大麻、曼陀罗等天然植物药物被应用于镇痛，但与现代麻醉相比，其麻醉效果极为有限，安全性也难以保障，尚处于麻醉发展的萌芽状态。

古代医学的发展经历了漫长的岁月，对麻醉的认识从最初的盲目无知、依靠巫神，逐渐转变为有目的的寻找探索。然而，由于当时科学技术水平的限制，人们对麻醉的理解和应用还非常粗浅。罂粟、曼陀罗等药物的镇痛作用虽然在一定程度上缓解了患者的痛苦，但从现代麻醉的概念来看，这些药物无论是在麻醉效果还是安全性方面，都无法与现代麻醉应用的药物和方法相提并论。

（二）近代临床麻醉学的形成

18世纪，乙醚等全身麻醉成功应用于外科手术，标志着近代麻醉学的开端。这一重大突破为外科手术带来了革命性的变化，让患者能够在无痛的状态下接受手术治疗。

在这一阶段，许多医学家、化学家及外科医生等为麻醉药的发现和临床应用做出了卓越贡献。他们致力于寻找更有效的麻醉药物和方法，使其在临床应用中逐渐多样化。继吸入麻醉之后，表面麻醉、神经阻滞、椎管内麻醉等方法相继应用于临床。在全身麻醉领域，气管插管、喉镜、麻醉机等重要设备也相继问世，为麻醉的实施提供了更加可靠的保障。

从单纯的镇痛发展到麻醉期间及前后的全面处理，是近代麻醉学发展的一个重要特点。在20世纪30—40年代，医学工作者们积累了丰富的临床经验，逐步形成了临床麻醉学。这一时期，人们开始关注手术麻醉过程中的各种问题，并不仅仅局限于镇痛，而是对患者的生理状态进行全面监测和调控，以确保手术的安全进行。

（三）现代麻醉学的发展

进入20世纪50年代，麻醉学在临床麻醉学的基础上，迎来了新的发展机遇。麻醉工作范围与领域进一步扩展，不再局限于手术室内的麻醉实施。

随着麻醉学的发展，出现了大量专职麻醉人员。他们具备专业的知识和技能，为麻醉工作的开展提供了坚实的人才保障。同时，麻醉学不断分支出亚学科，如急救复苏和重症监测与治疗学、疼痛医学、姑息治疗学（亦称舒缓医学）、睡眠医学、麻醉治疗学等。新理论、新知识、新技术的运用，极大地促进了麻醉学的现代化。

如今，麻醉学已成为临床医学的重要组成部分。各医院根据实际情况将麻醉科分为多个部门，如麻醉前评估与准备中心，负责对患者进行全面的术前评估，为手术麻醉做好充分准备；临床麻醉部门，承担着各类手术的麻醉实施任务；麻醉后恢复室，对术后患者进行密切观察和护理，确保患者平稳度过恢复期；麻醉重症监护病房，为重症患者提供专业的监护和治疗；麻醉科治疗门诊，为慢性疼痛等患者提供治疗服务；教研室实验室则致力于麻醉学的教学和科研工作，为麻醉学的持续发展提供理论支持。

二、麻醉学在现代医学中的地位与作用

（一）麻醉学对手术的重要性

麻醉医生在手术中起着至关重要的作用，不仅是手术的参与者，更是手术的守护者。他们与其他医护人员紧密合作，确保手术顺利进行，及时处理各种突发情况，保障患者的生命安全。

麻醉师在手术室中扮演着至关重要的角色，其主要职责包括评估患者、制订麻醉方案、监测患者生命体征、处理手术中的紧急情况等。首先，麻醉师需要在手术前对患者进行全面评估，包括病史、体格检查、实验室检查等，以确定患者是否适合接受手术及麻醉。根据患者的评估结果和手术需求，制订个体化的麻醉方案，确保手术过程中患者的安全和舒适。在手术过程中，麻醉师需要密切关注患者的生命体征，如血压、心率、血氧饱和度等，以确保患者的稳定。同时，麻醉师还需随时准备应对可能出现的紧急情况，如心肺骤停、过敏反应等，并采取相应的抢救措施。手术结束后，麻醉师要负责患者的术后镇痛，同时观察患者的恢复情况，确保患者安全度过麻醉恢复期。

为了手术患者的安全，麻醉医生在麻醉前，准备手术中麻醉还有手术中重要脏器的功能维护，以及在整个手术过程中麻醉医生必须严密监测各项生理指标和手术医生合作确保患者能够平稳地度过手术。事实上，麻醉和手术本身对身体就是一种伤害和打击，会引起应激反应。在手术和麻醉过程中有可能出现意外情况，一旦出现意外情况麻醉医生就要及时发现并根据情况进行相应的处理，尽量使患者的身体的各项指标保持平稳。鉴于麻醉医生工作的特殊性和重要性，也流传着这么一句行话，麻醉医生是手术患者生命的守护神。

麻醉医生在手术中的工作，实际上要随时观察患者的生命体征，维持患者生命体征的平稳，及时做好相应的抢救治疗，保证患者平稳、无痛、舒适地完成手术。"手术治病，麻醉保命"，麻醉医生就是手术过程中的生命守护者。手术前，麻醉医生会根据患者病史、各项检查、整体情况等做出评估，制订麻醉方案和围术期管理方案，实施麻醉。手术中，维持合适的麻醉深度，处理患者的各种突发状况，保护患者生命安全。手术后，要让患者脱离麻醉状态，安全苏醒，根据患者需求进行术后镇痛，并在术后进行回访，及时发现并处理麻醉并发症。麻醉医生除了负责临床麻醉工作外，还要负责特殊临床麻醉、疼痛诊疗、危重症患者的急救等工作。

美国医生莫顿（世界首例在新闻媒体前公开施行乙醚麻醉的第一人）的墓碑上写道：

在他以前，手术是一种痛苦；从他以后，科学战胜了疼痛。乙醚的出现为外科手术带来了革命性的变化，在此之前，手术对于患者来说是一场清醒中的酷刑，死亡率极高。而乙醚的使用，使得患者能够在无痛状态下接受手术，大大提高了手术的成功率和安全性。

（二）麻醉学在急危重症救治中的作用

麻醉学在急救复苏和重症监测与治疗方面发挥着重要作用。例如在医院综合ICU中，由麻醉科管理可以将手术前评估准备、手术中生命体征管理、手术后病情判断和并发症处置连为一体，真正做到高效安全的医疗服务。

急危重症救治是中国麻醉学科早期发展的核心优势。在麻醉学科发展的早期，老一辈麻醉学家在危重症救治中开创了诸多先河。在原卫生部批准成立重症医学科的文件中，更是特别强调了重症医学科的组成人员，应有麻醉科的工作经验。近年来，麻醉医师在重症救治中的作用越来越明显。

经过麻醉学科基础训练的人员在急危重症救治中有明显优势。他们掌握抢救技术，在急救过程中，麻醉医生可以使用局部麻醉或全身麻醉技术，迅速有效地控制患者的急性疼痛，如创伤、烧伤等引起的剧痛。同时，他们有使用麻醉药、肌肉松弛药及麻醉性镇痛药的授权和经验，在气道管理、呼吸管理、循环管理等方面具有专业特长，能够在危急重症抢救中展现出一流的应急能力。

（三）麻醉学在舒适化医疗中的地位

舒适化医疗已经成为当今医学发展的重要趋势，麻醉学科在其中起着关键作用。如通过各种麻醉方法和技术，为患者提供无痛的检查和治疗，提高患者的就医体验。

所谓"舒适化医疗"，是指患者在就医全过程中感受到愉悦、无痛苦和无恐惧的一种新的医疗发展模式。过去由于中国经济不发达，麻醉学科不受重视，只能为人民群众提供最低限度的、最基本的医疗服务。如今，像小儿的扁桃体切除、女性的人工流产等"小手术"，患者能感受更舒适、更有尊严；一些像胃肠镜、气管镜这样的检查，人们也越来越不愿意在恐惧、恶心、疼痛，甚至呼吸困难的情况下完成；分娩镇痛可以让传统产房里撕心裂肺的喊叫逐渐远离，轻松舒适就可完成分娩。患者无痛是医学界的一个共识和目标，尤其术后无痛可以增加患者的信心，降低心血管意外的风险，达到尽快恢复，使患者接受舒适满意的治疗。

麻醉学在无痛内镜、小儿支气管镜检查及治疗等方面应用广泛。通过麻醉专有的技术，使患者得到生理和心理的愉悦、舒适。例如举办麻醉高峰论坛等活动对推动麻醉学科发展和舒适化医疗具有重要意义。2024年8月17日，由中关村精准医学基金会主办、大连大学附属中山医院承办的麻醉与舒适化医疗论坛在大连隆重举行。本次论坛汇集了全国麻醉学及舒适化医疗领域的顶尖专家学者，围绕麻醉技术、舒适化医疗等热点话题展开深入探讨，展示了中国麻醉与舒适化医疗领域的最新成果，为业内同仁提供了宝贵的学习和交流机会，为进一步推动麻醉学科的整体进步打下坚实基础。

三、麻醉学的范畴

（一）手术麻醉

为各类外科手术提供麻醉服务，保障患者在无痛、安全的状态下进行手术。麻醉医生根据手术类型、患者身体状况等选择合适的麻醉方式，确保手术顺利进行。

麻醉医生在手术中的工作，实际上是随时观察患者的生命体征，维持患者生命体征的平稳，保证患者平稳、无痛、舒适地完成手术。手术前，麻醉医生会根据患者病史、各项检查、整体情况等做出评估，制订麻醉方案和围术期管理方案，实施麻醉。手术中，维持合适的麻醉深度，处理患者的各种突发状况，保护患者生命安全。手术后，要让患者脱离麻醉状态，安全苏醒，根据患者需求进行术后镇痛，促进患者的快速恢复。总之，麻醉师是手术团队中不可或缺的重要成员，对手术的成功和患者的安全起着关键作用。

（二）特殊临床麻醉

针对一些特殊患者或特殊手术情况，如小儿麻醉、老年麻醉、心脏手术麻醉等，需要制订个性化的麻醉方案，以满足特殊临床需求。

特殊患者的麻醉需要特别关注。例如休克患者的麻醉，术前应积极救治，保证可供快速输液输血的两条静脉通道，备好库血和其他抗休克溶液及有关药物。麻醉处理应把支持机体生理功能放于首位，范围小的手术宜用局麻或神经阻滞，大手术首选全麻，硬膜外阻滞适用于轻度休克患者。麻醉过程中要进行循环和呼吸功能监测，积极纠治休克状态。高血压患者的麻醉，术前应对患者做全面评估，注意心、脑、肾等器官的受累情况，选用合适的麻醉方法，避免血压剧烈波动，加强观察和监测。心脏病患者进行非心脏手术的麻醉时，麻醉医生要着重了解患者的心功能和用药情况，选择合适的麻醉药物和方法，避免增加心脏负担等不利因素，加强监测。小儿麻醉要注意小儿的生理特点，选择对小儿影响小的麻醉方法和药物。

（三）急慢性疼痛诊疗及无痛门诊

对于急慢性疼痛患者，麻醉医生通过药物治疗、神经阻滞等方法缓解疼痛。无痛门诊则为一些需要忍受疼痛和不适的检查提供麻醉服务，让患者在放松舒适的状态下完成检查，如无痛胃肠镜、无痛宫腔镜、无痛取卵、无痛人流等。

急慢性疼痛有很多危害，如对个人会影响日常生活、工作、情绪和睡眠等，会增加医疗费用和家庭社会负担。疼痛的治疗方法包括药物疗法和非药物疗法。药物疗法有解热抗炎镇痛药、麻醉性镇痛药、催眠药、镇静药、抗癫痫药、抗抑郁药等。非药物疗法有解除病因、低频电疗、心理辅导、物理治疗、阻滞技术、射频技术、针对椎间盘突出的疗法、推拿按摩针灸等技术以及体外冲击波疗法、医用臭氧技术、脊髓电刺激镇痛技术、针刀治疗技术等。

（四）ICU、心肺脑复苏

在重症监护病房，麻醉医生参与患者的生命支持和治疗，对危重患者进行监测和管理。在心肺脑复苏过程中，麻醉医生发挥着关键作用，通过药物治疗、呼吸支持等手段提高复苏成功率。

麻醉医生参与院前急救、麻醉重症监护室（AICU）收治新冠重症患者。南京市第一医院在疫情期间统筹全院床位资源，开展AICU的改造扩增，将AICU与麻醉后监测治疗室（PACU）病房合并转化为新冠重症收治病区，打破麻醉与重症医生专业界限，收治新冠重症患者。麻醉医生在院前急救中具有天然优势，能充分发挥气管插管术在心肺复苏的作用，提高患者救治效率。

（五）癌痛治疗及血管痉挛性疾病的治疗

对于癌症患者的疼痛，麻醉医生采用多种方法进行治疗，如药物镇痛、神经阻滞、椎管内镇痛等。此外，麻醉学在血管痉挛性疾病的治疗中也有一定的应用。

麻醉学教学课件《疼痛诊疗》中提到，疼痛是一种与实质上或潜在的组织损伤相关的不愉快感觉和情感体验，是继体温、脉搏、呼吸、血压四大生命体征之后的第五大生命体征。慢性疼痛是一种疾病，疼痛的分类有依疼痛持续时间分为急性疼痛和慢性疼痛，依病理学特征分为内脏性疼痛、躯体性疼痛和神经病理性疼痛。疼痛的传导纤维有A类、B类、C类，其中Aδ纤维和C纤维传导痛觉。疼痛对机体有短期和长期的不利影响。疼痛的评估方法有视觉模拟评分法、语言描述评分法、数字分级法、Wong-Baker面部量表法、简明疼痛问卷表等。常用的镇痛药物有对乙酰氨基酚和非甾体类抗炎药、阿片类镇痛药、辅助药物。

四、麻醉的基本概念与分类

（一）麻醉的基本概念

"麻醉"一词的来源及含义，源于Oliver Wendell Holmes在1846年11月21日写给William T.G. Morton的私人信件中的提议，希腊语中"an"是"没有"的意思，"esthesia"是"知觉"的意思，即用药物或其他方法使患者整体或局部暂时失去感觉，以达到无痛的目的。

麻醉学是运用有关麻醉的基础理论、临床知识和技术方法等建立起来的一大门类学科的总称，包括临床麻醉学、围手术期医学、急救复苏、重症监测与治疗学、麻醉治疗学等。麻醉学是一门基础学科，属于临床医学。主要研究临床麻醉、生命机能调控、重症监测治疗和疼痛诊疗等。学习内容为基础医学、临床医学以及麻醉学的基本理论知识和基本技术，要求接受麻醉、急救与生命复苏的基本训练，具有常见手术的麻醉处理，手术期并发症防治以及危重病症监测，判断与治疗的基本能力。麻醉学专业培养具备初步临床能力、终身学习能力和良好职业素质的医学毕业生，要求掌握基础医学、临床医学和麻醉学等方面的基本理论知识和基本技能，能在医疗卫生单位的麻醉科、急诊科、急救中心、重症监测治疗病房（ICU）、药物依赖戒断及疼痛诊疗等领域从事临床麻醉、急救和复苏、术后监测、生理机能调控等方面工作。

（二）麻醉的分类

麻醉主要分为全身麻醉、局部麻醉和复合型麻醉三种。

1.局部麻醉

神经阻滞麻醉：阻滞麻醉也称为神经阻滞麻醉，是局部麻醉和椎管内麻醉的一种麻醉方式。局部神经阻滞麻醉是在神经干、神经丛、神经节的周围注射麻醉药物，阻滞其神经冲动传导，使相应神经支配的区域产生麻醉效果。常见的局部神经阻滞麻醉方式有臂神经丛阻滞、颈神经丛阻滞、肋间神经阻滞、指/趾神经阻滞等。神经阻滞麻醉是一种局部麻醉的方式，通过给局部区域注射药物，阻止神经纤维的传导和刺激，从而达到局部麻醉的效果。其特点包括操作简便、影响小、较快的麻醉和恢复以及安全性高。现在我们使用超声引导神经阻滞，提高了神经阻滞的安全性和准确性，周围神经阻滞可为患者提供满意的术中和术后镇痛，有利于患者早期康复锻炼。麻醉师操作时必须熟悉局部解剖，了解穿刺中所要经过的组织，以及附近的血管、脏器和体腔等，以免造成损伤。

椎管内麻醉：椎管内麻醉是将局麻药注射在相应部位，使其神经丛以及周围的神经末梢受到阻滞，使身体某一部位暂时失去感觉。根据注入位置不同又可分为蛛网膜下腔麻醉（俗称脊麻或腰麻）、硬膜外阻滞、腰硬联合麻醉、骶管阻滞麻醉等。椎管内麻醉主要用于下腹部、下肢、肛门的手术。椎管内麻醉分为腰麻、硬膜外麻醉或者腰硬联合麻醉。腰麻是从患者的腰椎上进行麻醉穿刺，将麻醉药品注入蛛网膜下腔，从而达到麻醉的目的。硬膜外麻醉是通过硬膜外腔注射麻药来达到阻滞脊神经根的目的，使脊柱神经支配的部位得以麻痹。腰硬联合麻醉是应用腰麻和硬膜外麻醉结合的一种方法，在硬膜外穿刺时使用硬膜外穿刺针，逐层地经过皮肤注射麻醉药。麻醉清醒后一定要注意体位，需要平卧，短时间内不要枕枕头，这样能够保持呼吸道通畅，通过观察患者的血压、心率以及血氧饱和度等情况，能够清楚地了解患者的身体变化。

局部浸润麻醉：将局部麻醉药注射在手术部位，阻滞疼痛传导，是临床小手术常用的麻醉方法。

表面麻醉：将麻醉药涂敷于黏膜、结膜等表面以产生麻醉。

2.全身麻醉

最常用的全身麻醉方式是气管插管全身麻醉，采用静脉麻醉药或吸入麻醉药产生全身麻醉作用，术中需机械辅助呼吸，适合大型手术患者以及儿童等不确定因素较高的人群。手术全麻的方法有吸入全身麻醉、静脉全身麻醉、静吸复合全身麻醉。

吸入全身麻醉，是指具有挥发性的麻醉药物或者麻醉气体通过麻醉机经呼吸系统吸收入血，抑制中枢神经系统，从而产生全身麻醉的方法，代表药物有七氟烷、异氟醚、安氟醚等。

静脉全身麻醉，是指将一种或几种麻醉药物经静脉注入人体，通过血液循环作用于中枢神经系统，产生短暂性意识消失，失去痛觉及遗忘的作用，常用药物包括镇痛药，如芬太尼；镇静药，如丙泊酚等。

静吸复合麻醉，即用吸入麻醉药物，又用静脉麻醉药物达到镇痛、镇静、肌肉松弛以及遗忘的麻醉效果。

对于短小手术，如无痛胃肠镜检查、无痛人工流产手术，可采用静脉全身麻醉。而对于较大手术，如胃肠手术、颅脑手术等，常采用静吸复合麻醉。术中根据手术刺激及患者生命体征合理调整麻醉的深度，保证患者的生命安全。全身麻醉前要对患者进行全面评估，选择合适的麻醉方法。要严格禁水禁食，防止术中呕吐、误吸导致窒息，危及患者生命。

3.复合型麻醉

相对复杂的麻醉方式，根据患者具体情况，采用多种麻醉方式联合给予麻醉。例如复合麻醉是合并或配合使用不同药物或（和）方法施行麻醉的方法。它包括静吸复合麻醉、全麻与非全麻复合麻醉等。

五、基本原理与作用机制

麻醉的基本原理和作用机制是实现无痛医疗和手术的关键所在。不同类型的麻醉方式有着各自独特的原理和作用机制。

（一）局部麻醉原理

局部麻醉的原理为局麻药作用于身体局部，阻滞末梢神经的传导。具体而言，不同的局部麻醉方法作用机制略有不同：

神经阻滞麻醉是局部麻醉药作用于神经干和神经丛，阻滞相应神经干或神经丛支配区的神经传导。常用的麻醉药包括罗哌卡因、利多卡因等。通过向局部区域注射局麻药，阻断神经传递，使之在一段时间内失去感觉和运动功能。例如，锥形神经阻滞、神经传导阻滞和面部神经阻滞等实施方式，需根据患者病情和手术部位进行选择。

椎管内麻醉是局部麻醉药作用于脊神经根，阻滞该神经根支配的相应区域。根据注入位置不同又可分为蛛网膜下腔麻醉（俗称脊麻或腰麻）、硬膜外阻滞、腰硬联合麻醉、骶管阻滞麻醉等。主要用于下腹部、下肢、肛门的手术。将麻醉药物注入椎管的蛛网膜下腔或硬膜外腔，即神经根受到阻滞，使该神经根支配的相应区域产生麻醉作用。

局部浸润麻醉是将局麻药注射在手术部位，阻滞疼痛传导。局部麻醉可通过手术医生直接操作，无须专业麻醉医生参与，是指将麻醉药直接注射在需切除的肿物或组织周围的麻醉方式，通过麻醉药物暂时阻滞神经根，使神经支配区域失去痛觉。麻醉药物注射到神经周围，随浓度渗透，逐渐浸润整个神经，神经完全浸润后即可阻断电信号传递，术者在远端手术操作时，患者无法感知刺激和疼痛。

表面麻醉是将麻醉药涂敷于黏膜、结膜等表面，使局部神经受到阻滞。

（二）神经阻滞麻醉作用机制

神经阻滞麻醉是局部麻醉药作用于神经干和神经丛，阻滞相应神经干或神经丛支配区的神经传导，达到麻醉的作用。其治疗效果在于可以在特定的局部区域内让患者产生麻木和疼痛缓解，该麻醉主要用于手术、检查和治疗等过程。适用范围包括手术部位较小、仅适合局部麻醉、急诊手术和不能使用全身麻醉的情况。通过向局部区域注射局麻药，阻断神经传递，使患者在一段时间内失去感觉和运动功能。

（三）椎管内麻醉作用机制

椎管内麻醉是局部麻醉药作用于脊神经根，阻滞该神经根支配的相应区域，产生麻醉的作用，包括腰麻、硬膜外麻醉、骶管内麻醉等。蛛网膜下腔麻醉是将麻醉药物注入蛛网膜下腔，通过脑脊液的流动产生麻醉作用又称腰麻，起效迅速，少量的麻醉药就可产生良好的麻醉效果。而将局麻药注入硬膜外间隙，作用于脊神经根使其相应的感觉、运动神经被阻滞称为硬膜外麻醉，硬膜外麻醉的药物使用剂量较腰麻多，起效较腰麻慢，可根据手术时间持续给药。

（四）全身麻醉作用机制

全身麻醉是麻醉药物经过静脉或其他途径注入人体，作用于中枢神经系统，使中枢神经系统处于抑制状态，达到镇痛、镇静、意识消失以及遗忘的麻醉作用。全麻药物分为三大类：吸入麻醉药（如七氟烷、异氟烷等）、静脉麻醉药（如异丙酚、咪达唑仑等）和辅助药（如肌松药、镇痛药等）。许多全麻药物主要通过作用于神经系统中的特定受体，如 γ-氨基丁酸（GABA）受体、谷氨酸受体、甘氨酸受体等，通过调节神经元的兴奋性和抑制性，进而影响神经信号的传递。全麻过程一般可分为四个阶段：诱导、激动、手术麻醉和苏醒。在诱导阶段，使用药物使患者失去意识；激动阶段，患者可能出现肢体抽搐、呼吸不规律等现象，需要医务人员密切观察；在手术麻醉阶段，药物起到合适的麻醉效果，患者处于稳定的、舒适的全麻状态；苏醒阶段，药物作用减弱，患者逐渐恢复意识和生理功能。全身麻醉是一个复杂的过程，需要专业的麻醉医生进行管理和调整。在手术前，麻醉医生会评估患者的健康状况，选择合适的麻醉药物和剂量。在手术过程中，麻醉医生会密切监测患者的生命体征，如心率、血压、呼吸等，以确保患者的安全。

六、总结

麻醉学作为医学领域的关键学科，历经漫长发展，成就斐然。从古代对止痛方法的艰难摸索，到近代临床麻醉学的形成，再到现代的多元化发展，每一个阶段都为医学进步做出了不可磨灭的贡献。

现代麻醉学范畴广泛，涵盖手术麻醉、特殊临床麻醉、急慢性疼痛诊疗及无痛门诊、ICU、心肺脑复苏、癌痛治疗及血管痉挛性疾病的治疗等多个方面。在手术麻醉中，麻醉医生为各类外科手术提供无痛、安全的保障，确保手术顺利进行；特殊临床麻醉针对特殊患者和手术情况制订个性化方案；急慢性疼痛诊疗及无痛门诊为患者缓解疼痛，提供舒适的检查环境；ICU和心肺脑复苏中，麻醉医生参与生命支持和治疗，提高复苏成功率；癌痛治疗及血管痉挛性疾病的治疗则展现了麻醉学在不同领域的应用价值。

麻醉方式分为全身麻醉、局部麻醉和复合型麻醉。不同的麻醉方式有着特定的适用人群和作用机制。全身麻醉作用于大脑和中枢，适合大型手术和儿童等人群；局部麻醉阻滞末梢神经传导，适用于手术范围局限的患者；复合型麻醉根据患者具体情况联合多种麻醉方式，发挥各自优势。

了解麻醉学的发展历程、范畴、分类、基本原理与作用机制，对医护人员至关重要。这有助于他们更好地运用麻醉技术，为患者提供安全、有效的医疗服务。随着医学技术的不断进步，麻醉学也将持续发展，新理论、新知识、新技术的运用将进一步推动麻醉学的现代化。未来，麻醉学将在更多领域发挥重要作用，为人类的健康事业做出更大的贡献。

第二章　全身麻醉

全身麻醉是一种使患者意识消失、感觉丧失、肌肉松弛，以利于进行手术或其他医疗操作的麻醉方法。随着医学技术的不断发展，全身麻醉在临床中的应用越来越广泛。本章将详细介绍全身麻醉的各个方面，包括诱导方法、药物选择策略、气管插管技术、困难气道处理、维持方案、麻醉深度监测、苏醒期管理以及并发症防治等内容。

全身麻醉在现代医学中占据着重要的地位。它能够为外科手术、某些特殊的检查和治疗提供良好的条件，确保患者在无痛、安静的状态下接受医疗操作。无论是大型的开胸、开颅手术，还是较为简单的四肢手术，全身麻醉都能根据不同的情况发挥其独特的作用。

在临床实践中，全身麻醉的过程需要严格的操作和管理。从麻醉的诱导开始，到手术中的维持，再到苏醒期的管理，每一个环节都至关重要。正确的诱导方法和药物选择能够确保患者平稳地进入麻醉状态，气管插管技术则是保证患者呼吸通畅的关键，而在遇到困难气道时，需要采取有效的处理措施。在麻醉维持阶段，要密切监测麻醉深度，以确保患者既处于适当的麻醉状态，又不会出现麻醉过深或过浅的情况。苏醒期的管理同样不容忽视，要及时处理可能出现的并发症，确保患者安全地恢复意识和身体功能。

一、全身麻醉的诱导方法与药物选择策略

（一）全身麻醉的诱导方法

1.静脉诱导

准备工作：进行静脉诱导前，需充分准备好各种静脉麻醉药物，如丙泊酚、依托咪酯等，同时准备好输液设备，确保其性能良好、运行稳定。

具体操作：通过静脉注射麻醉药物，使患者逐渐进入麻醉状态。这些静脉麻醉药物能够迅速作用于中枢神经系统，抑制大脑的活动，从而使患者的意识逐渐消失。在注射药物

后，患者会在短时间内失去意识，为后续的手术操作创造条件。

注意事项：在静脉诱导过程中，要密切观察患者的生命体征，如心率、血压、呼吸等。由于不同患者对药物的反应可能存在差异，因此需要时刻警惕药物过敏或不良反应的发生。一旦出现异常情况，应立即采取相应的处理措施。

2.吸入诱导

设备准备：准备好麻醉机和吸入麻醉药物，如七氟醚、笑气等。确保麻醉机的各项参数设置正确，吸入麻醉药物的供应充足。

操作过程：将患者的面罩扣上，通过逐渐增加麻醉剂的浓度，让患者失去意识。吸入麻醉药物通过呼吸道进入患者体内，作用于中枢神经系统，从而产生麻醉效果。

优势与不足：吸入诱导的优点是起效快，患者感觉较为舒适。药物通过呼吸道直接进入体内，能够迅速达到有效的麻醉浓度。然而，吸入麻醉药物可能会对呼吸道产生刺激，引起咳嗽、分泌物增多等情况。在使用吸入诱导时，需要密切关注患者的呼吸道反应，及时处理可能出现的问题。

3.静吸复合诱导

结合方式：同时使用静脉麻醉药物和吸入麻醉药物进行诱导。这种诱导方式结合了静脉诱导和吸入诱导的优点，能够更加快速、平稳地使患者进入麻醉状态。

操作要点：先静注肌松药，同时吸入氨氟醚等麻醉药物。2~3min后，进行气管插管。肌松药能使患者的肌肉松弛，便于气管插管操作。而静脉麻醉药物和吸入麻醉药物的联合使用，能够确保患者在插管过程中保持稳定的麻醉状态。

适用情况：适用于一些特殊患者，如儿童或对单一诱导方法反应不佳的患者。儿童的生理特点与成人有所不同，对麻醉药物的反应也较为特殊。静吸复合诱导可以根据儿童的需求进行调整，确保麻醉的安全和有效。对于对单一诱导方法反应不佳的患者，静吸复合诱导可以提供更多的选择，提高麻醉的成功率。

（二）药物选择策略

1.根据手术类型选择

小型手术：对于一些时间较短、创伤较小的手术，可选择作用时间短、起效快的药物，如丙泊酚、瑞芬太尼等。这些药物能够迅速产生麻醉效果，满足小型手术的需求。同时，由于手术时间短，药物的作用时间也不需要太长，避免了药物在体内的蓄积。

大型手术：对于复杂的大型手术，需要选择作用时间较长、维持稳定的药物，如七氟醚、舒芬太尼等。大型手术时间较长，需要麻醉药物能够持续发挥作用，确保患者在整个手术过程中处于适当的麻醉状态。这些药物具有较长的作用时间和稳定的麻醉效果，能够满足大型手术的需求。

2.考虑患者个体情况

年龄因素：老年患者应避免使用对肝肾功能影响较大的药物，如咪达唑仑等。老年患者的肝肾功能通常会有所下降，对药物的代谢和排泄能力减弱。因此，在选择麻醉药物时，应选择对肝肾功能影响较小的药物，以减少药物在体内的蓄积和不良反应的发生。儿童患者则应选择对神经系统影响较小的药物。儿童的神经系统尚未发育完全，对药物的敏感性较高。因此，应选择对神经系统影响较小的药物，可以降低药物对儿童神经系统的损害。

身体状况：对于有心血管疾病、呼吸系统疾病等的患者，应选择对相应系统影响较小的药物。例如，有心肌缺血的患者应禁用氟烷，以免加重心肌抑制。有心血管疾病的患者，心脏功能较弱，对麻醉药物的耐受性较差。因此，应选择对心血管系统影响较小的药物，以避免加重心脏负担。有呼吸系统疾病的患者，呼吸功能可能受到影响，对麻醉药物的呼吸抑制作用较为敏感。因此，应选择对呼吸系统影响较小的药物，以确保患者的呼吸安全。

3.遵循多模式镇痛理念

药物联合应用：不同镇静镇痛药物的作用机制不同，联合应用可发挥协同或相加作用，减少各种药物的剂量和不良反应。如采用非甾体类药物、阿片类药物、阿片类药物联合使用以及采用局麻药进行伤口区域神经阻滞加静脉镇痛的方法施行手术镇痛。通过联合使用不同类型的药物，可以针对手术疼痛的不同来源和机制进行综合治疗，提高镇痛效果，同时减少单一药物的剂量和不良反应。例如，非甾体类药物可以抑制炎症反应，减轻疼痛的炎性成分；弱阿片类药物和阿片类药物可以作用于中枢神经系统，缓解疼痛的神经传导；局麻药进行伤口区域神经阻滞可以直接阻断疼痛的传导途径。这些药物的联合使用，可以发挥协同作用，提高镇痛效果，同时减少各种药物的剂量，降低不良反应的发生率。

二、气管插管技术的详细步骤与困难气道处理

（一）气管插管技术的详细步骤

气管插管是一项关键的医疗操作技术，对于确保患者呼吸通畅至关重要。以下是气管插管技术的详细步骤：

吸氧目的：用面罩给氧，一般给氧5 min左右，使血氧饱和度达到一定水平，为后续操作提供良好的氧合条件。在给氧过程中，要确保面罩佩戴正确，避免出现氧气泄漏的情况。同时，氧气流量要适中，既不能过大导致过度给氧，也不能过小影响氧合效果。

开放气道患者体位：患者一般取仰卧位，这是最常用的体位，有利于后续操作的进行。采用仰额抬颌法开放气道，具体操作要点是用手推患者前额，让患者头部向后倾斜，此时嘴巴会被动地张开。这样可以有效地打开气道，为后续喉镜的插入创造良好的条件。

暴露声门喉镜插入：将喉镜插入口中，镜片远端要伸入会厌谷，这需要操作者具备一定的经验和技巧，以确保插入的准确性。然后向上提起喉镜，使会厌向上翘起，从而暴露声门。在操作过程中，要注意动作轻柔，避免损伤口腔和咽喉部组织。同时，要准确判断声门的位置，为气管导管的插入做好准备。

插入气管导管准备：在插入气管导管之前，要检查气管导管气密性是否完好，以确保导管的正常使用。插入过程中，将气管导管顺喉镜插入声门，进入声门后要及时拔出导丝，再将气管导管送至门齿刻度22～25 cm处。

确认位置：通气并用听诊器确定导管是否进入气管。可在双侧肺部听诊呼吸音，确保导管位置正确。如果听诊呼吸音清晰，说明导管位置正确；如果呼吸音不清晰或者听不到呼吸音，可能需要调整导管位置。

固定气囊充气：将气管导管的气囊充满，以确保导管与气道之间的密封性。固定方法：放置牙垫，拔出喉镜，用胶带或纱布固定牙垫和气管导管。确保导管固定牢固，避免移位或脱出。在固定过程中，要注意力度适中，既不能过松导致导管移位，也不能过紧影响患者的舒适度。

（二）困难气道处理

困难气道的定义与分级定义：在患者不能维持足够自主通气的情况下，医生无法借助常规器械和技术来维持其有效辅助通气，即为发生了困难气道。分级：包括困难面罩通

气、困难声门上通气工具（SAD）置入和通气、困难直接喉镜显露、困难直接喉镜下气管插管、困难可视喉镜显露、困难可视软镜插管、困难有创气道建立等不同级别。

困难气道的处理方法喉罩通气道：是一种新型声门上通气装置，经口将喉罩通气道（LMA）置入咽喉部，充气后在喉周围形成密封环形空间，既可保留自主呼吸，又能施行正压通气。喉罩通气道在困难气道处理中具有重要作用，其操作相对简单，对患者的损伤较小。超声用于气道评估：具有无创、安全、便携和重复性强等优点，可用于确定气管导管的位置、寻找和定位环甲膜、辅助经皮气管造口术等。通过超声可以更加准确地判断气道的情况，为困难气道的处理提供有力的支持。气道管理工具：包括无创通气工具（如声门上通气工具、口咽或鼻咽通气道、硬质通气气管镜、双人面罩通气等）和有创通气工具〔如外科气道、经皮穿刺造瘘、气管和经鼻喷射通气（TTJV）等〕。根据患者的具体情况，选择合适的气道管理工具，可以有效地解决困难气道问题。

困难气道管理流程图：根据患者的具体情况，综合评估后制订气道管理计划，包括插管、通气、安全通气、耐受缺氧、建立经皮颈前紧急气道等问题。通过制订详细的管理流程图，可以更加系统地处理困难气道问题，提高处理的成功率。

三、全身麻醉的维持方案与麻醉深度监测

（一）全身麻醉的维持方案

全身麻醉的维持是手术成功的关键环节之一，需要综合考虑药物选择、生命体征监测以及手术进展等因素。

1. 药物选择

吸入麻醉药物：七氟醚和地氟醚是常用的吸入麻醉药物。在手术时间较长的情况下，可以根据患者的具体情况调整吸入浓度。例如，对于年轻、身体状况较好的患者，可以适当降低吸入浓度，以减少药物对身体的影响；而对于老年患者或有呼吸系统疾病的患者，则需要谨慎调整吸入浓度，避免对呼吸功能造成过大负担。

静脉麻醉药物：丙泊酚和瑞芬太尼是持续泵入的常用静脉麻醉药物。丙泊酚具有起效快、作用时间短的特点，能够迅速使患者进入麻醉状态，并在手术过程中维持稳定的麻醉深度。瑞芬太尼则是一种强效镇痛药，能够有效减轻手术疼痛，同时对呼吸和循环系统的影响较小。在使用这些药物时，需要密切监测患者的生命体征，根据手术刺激强度和患者

的反应及时调整药物剂量。

肌松药物：根据手术需要选择中效肌松药，如罗库溴铵、维库溴铵及顺阿曲库铵等。中效肌松药能够在手术过程中提供良好的肌肉松弛效果，便于手术操作。同时，避免使用长效肌松药物，以减少药物在体内的蓄积和不良反应的发生。例如，在一些时间较长的手术中，如果使用长效肌松药物，可能会导致患者在术后苏醒延迟，增加并发症的风险。

2.监测与调整

生命体征监测：密切观察患者的心率、血压、呼吸、体温等生命体征是全身麻醉维持的重要环节。心率和血压的变化可以反映患者的循环系统功能，呼吸频率和深度则反映了呼吸系统的状态，体温的变化也可能对患者的身体产生重要影响。例如，如果患者的心率加快、血压升高，可能在提示麻醉深度不足或手术刺激过大，需要及时调整麻醉药物剂量；如果患者的呼吸频率减慢、深度变浅，可能需要检查气管导管是否通畅，或者调整呼吸参数。

手术进展：根据手术的不同阶段和刺激强度，调整麻醉深度。在手术开始阶段，由于患者的紧张情绪和手术刺激较小，麻醉深度可以适当浅一些；随着手术的进行，手术刺激逐渐增强，需要逐渐加深麻醉深度，以确保患者在手术过程中处于适当的麻醉状态。例如，在进行腹部手术时，当手术医生进行切开、缝合等操作时，手术刺激较大，需要增加麻醉药物的剂量，以维持稳定的麻醉深度；而在手术间隙或手术接近尾声时，可以适当减少麻醉药物的剂量，以促进患者的苏醒。

（二）麻醉深度监测

准确监测麻醉深度对于确保患者的安全和手术的顺利进行至关重要。

1.临床判断依据

意识：观察患者的意识状态是判断麻醉深度的重要依据之一。在全身麻醉状态下，患者应该处于无意识状态。如果患者出现意识恢复的迹象，如眼球转动、肢体活动等，可能在提示麻醉深度不足，需要及时调整麻醉药物的剂量。

生命体征：心率、血压、呼吸频率等生命体征也可以反映麻醉深度。麻醉过浅时，患者的心率和血压可能升高，呼吸频率加快；而麻醉过深时，患者的心率和血压可能下降，呼吸频率减慢。例如，在手术过程中，如果患者的心率突然加快、血压升高，可能需要增加麻醉药物的剂量，以加深麻醉深度；如果患者的心率和血压下降明显，可能需要减少麻醉药物的剂量，以避免麻醉过深。

眼征：观察患者的眼球运动、瞳孔大小等眼征也可以反映麻醉深度。在麻醉较浅时，患者的眼球可能会有转动，瞳孔可能会缩小；而在麻醉较深时，眼球运动可能会减少，瞳孔可能会扩大。例如，在进行眼科手术时，需要特别注意患者的眼征变化，以确保手术的顺利进行。

运动功能：患者的肌肉松弛程度、肢体活动情况等运动功能也可以作为判断麻醉深度的依据。在适当的麻醉深度下，患者的肌肉应该处于松弛状态，肢体活动应该受到抑制。如果患者出现肌肉紧张、肢体活动等情况，可能提示麻醉深度不足，需要增加麻醉药物的剂量。

内分泌反应：某些内分泌指标如皮质醇、肾上腺素等也可反映患者的应激状态，从而间接判断麻醉深度。在手术刺激下，患者的身体会产生应激反应，导致内分泌指标的变化。如果麻醉深度不足，患者的应激反应会增强，内分泌指标可能会升高；而如果麻醉深度过深，患者的应激反应会受到抑制，内分泌指标可能会下降。例如，在进行一些重大手术时，可以通过监测患者的内分泌指标，来调整麻醉深度，以减轻患者的应激反应。

2.监测方法

脑电双频指数（BIS）：BIS是唯一通过美国FDA批准的麻醉镇静深度监测指标，能较好地监测大脑皮质功能状态及其变化。BIS通过分析脑电信号中的频率和振幅等特征，来评估麻醉深度。数值越小，麻醉深度越深；反之，数值越大，麻醉深度越浅。BIS对预测体动、术中知晓以及意识的消失和恢复具有一定的灵敏度。例如，在手术过程中，如果BIS值升高，可能提示麻醉深度不足，需要增加麻醉药物剂量；如果BIS值降低明显，可能需要减少麻醉药物剂量，以避免麻醉过深。

听觉诱发电位：声音刺激听觉传导通路经脑干至听觉皮层到达联合皮层的生物电活动，可分为脑干听觉诱发电位、中潜伏期痛觉诱发电位和长潜伏期听觉诱发电位。中潜伏期痛觉诱发电位（MLAEP）与大多数麻醉药剂量呈依赖性变化，适用于麻醉镇静深度的检测。听觉诱发电位监测可以反映患者的听觉神经系统功能状态，从而间接判断麻醉深度。例如，在手术过程中，如果听觉诱发电位的幅度降低、潜伏期延长，可能提示麻醉深度加深；如果听觉诱发电位的幅度升高、潜伏期缩短，可能提示麻醉深度变浅。

四、全身麻醉苏醒期的管理要点与并发症防治

（一）苏醒期管理要点

1.生命体征监测

密切观察患者的心率、血压、呼吸、体温等生命体征，及时发现并处理异常情况。在全身麻醉苏醒期，患者的身体机能逐渐恢复，生命体征的变化可能预示着各种潜在问题。例如，心率加快可能是疼痛、紧张或其他并发症的表现；血压异常可能与麻醉药物残留、血容量变化等因素有关。确保患者的呼吸道通畅，防止出现呼吸道梗阻。呼吸道梗阻是苏醒期的严重风险之一，可能导致缺氧甚至危及生命。应时刻关注患者的呼吸情况，确保气道无阻塞。

2.意识恢复观察

观察患者的意识恢复情况，及时与患者进行沟通，了解其感受和需求。当患者开始苏醒时，可能会感到困惑、恐惧或不适，医护人员的及时沟通可以缓解患者的紧张情绪。对于意识恢复较慢的患者，要分析原因，采取相应的措施，如给予催醒药物等。可能的原因包括药物残留、代谢紊乱等，需要根据具体情况进行处理。

3.疼痛管理

评估患者的疼痛程度，根据疼痛评分给予适当的镇痛药物。疼痛是苏醒期常见的问题，会影响患者的恢复和舒适度。采用多模式镇痛方法，如口服药物、静脉注射、局部神经阻滞等，以提高镇痛效果。多模式镇痛可以综合利用不同药物和方法的优势，减少单一药物的剂量和不良反应。

4.恶心、呕吐的防治

提前给予患者预防恶心、呕吐的药物，如昂丹司琼等。恶心、呕吐是全麻苏醒期常见的并发症，不仅会给患者带来不适，还可能导致误吸等严重后果。保持患者的头部偏向一侧，防止呕吐物误吸。在患者出现恶心、呕吐迹象时，及时采取措施，确保呼吸道安全。

（二）并发症防治

1.呼吸道并发症

呼吸道梗阻：常见原因有舌后坠、分泌物堵塞、喉痉挛等。应及时采取措施，如托起

下颌、清除分泌物、给予解痉药物等。舌后坠是全麻后常见的问题，由于肌肉松弛，舌头可能向后坠堵塞气道。托起下颌可以有效地打开气道。分泌物堵塞可能是由于手术过程中或患者自身的分泌物未能及时排出，应及时清除。喉痉挛是严重的呼吸道梗阻原因之一，需要给予解痉药物缓解。

低氧血症：由通气不足、肺不张等原因引起。应给予吸氧、加强呼吸道管理等措施。通气不足可能是由呼吸道梗阻、呼吸抑制等原因导致，需要及时处理。肺不张可能是由痰液堵塞、长时间卧床等因素引起，加强呼吸道护理可以预防和改善。

肺部感染：严格遵守无菌操作原则，加强呼吸道护理，预防肺部感染的发生。在全麻苏醒期，患者的免疫力相对较低，容易发生肺部感染。保持呼吸道清洁，定期翻身拍背，有助于预防肺部感染。

2.循环系统并发症

低血压：可能与麻醉药物的作用、血容量不足等有关。应及时补充血容量，调整麻醉药物剂量。低血压可能导致患者头晕、乏力等不适，严重时可能影响重要器官的供血。通过补充血容量和调整麻醉药物剂量，可以改善低血压状态。

高血压：常见于疼痛、紧张、苏醒期躁动等情况。应给予降压药物，缓解患者的紧张情绪。高血压可能增加患者心脑血管意外的风险，需要及时处理。缓解患者的紧张情绪和疼痛有助于降低血压。

心律失常：密切观察心电图变化，及时发现并处理心律失常。全麻苏醒期患者的心脏功能可能受到多种因素的影响，出现心律失常。及时发现并根据具体情况进行处理，可以避免严重后果。

3.神经系统并发症

术中知晓：尽量选择可靠的麻醉深度监测方法，避免麻醉过浅。术中知晓是一种严重的并发症，可能给患者带来心理创伤。选择准确的麻醉深度监测方法，如脑电双频指数（BIS）等，可以有效避免麻醉过浅。

苏醒延迟：分析原因，如药物残留、代谢紊乱等，应采取相应的治疗措施。苏醒延迟可能影响患者的恢复进程，需要找出原因并进行针对性治疗。

神经损伤：操作过程中要注意保护神经，避免神经损伤的发生。在手术和麻醉过程中，应注意保护患者的神经，避免因不当操作导致神经损伤。

五、总结

全身麻醉作为一项复杂而关键的麻醉技术,在现代医学中发挥着不可替代的作用。从诱导、维持到苏醒,每个阶段都需要麻醉医生的精心操作和严密监测。全身麻醉的诱导方法多样,包括静脉诱导、吸入诱导和静吸复合诱导。每种方法都有其特点和适用情况,医生需根据患者的具体状况进行选择。在药物选择策略上,要考虑手术类型、患者个体情况以及多模式镇痛理念,以确保麻醉的安全和有效。气管插管技术是确保患者呼吸通畅的重要手段,其详细步骤包括吸氧、开放气道、暴露声门、插入气管导管和固定等。对于困难气道,需要采取多种处理方法,如使用喉罩通气道、超声评估气道、选择合适的气道管理工具以及制订困难气道管理流程图。在全身麻醉的维持阶段,药物选择和生命体征监测至关重要。吸入麻醉药物和静脉麻醉药物的合理搭配,以及根据手术进展和患者反应调整药物剂量,可以确保患者处于适当的麻醉状态。在麻醉深度监测方面可以通过临床判断依据和监测方法,如BIS和听觉诱发电位等,来准确评估麻醉深度,避免麻醉过深或过浅。全身麻醉苏醒期的管理要点包括生命体征监测,意识恢复观察,疼痛管理和恶心、呕吐的防治。同时,要注意防治并发症,如呼吸道并发症、循环系统并发症和神经系统并发症等。

随着医学技术的不断进步,全身麻醉的方法和技术也将不断完善。新的麻醉药物、监测设备和管理理念的出现,将为患者提供更加安全、有效的麻醉服务。

第三章　局部麻醉

　　局部麻醉在现代医学中的重要地位及广泛应用场景。它不仅为众多医疗操作和手术提供了安全有效的镇痛手段，还在很大程度上改善了患者的就医体验。

　　局部麻醉的出现，为无法耐受全身麻醉的患者带来了好消息。如有心血管疾病的患者，全身麻醉可能会对他们的心脏和循环系统造成较大负担，而局部麻醉则可以在避免这些风险的同时，有效地减轻患者的疼痛。此外，局部麻醉下的患者通常保持清醒，这有助于医生在手术过程中实时监测患者的意识状态和生命体征，确保手术的安全进行。局部麻醉能够通过将麻醉药物作用于特定部位的神经，暂时阻断神经信号传导，从而达到局部无痛的目的，并且，局部麻醉对患者生理机能的影响较小，患者可以保持清醒状态，术后恢复时间也更短，减少了麻醉后监护的需求，降低了医疗成本。

一、局部麻醉的操作方法与技巧

（一）浸润麻醉

1.浸润麻醉的定义及适用范围

　　浸润麻醉是局部麻醉的一种，是将局麻药注入手术区组织内，作用于神经末梢而产生麻醉状态。主要用于体表的手术以及一些有创的检查和操作。例如，手上长了包块或手被划伤，伤口较长需要缝针时，可以选择局部浸润麻醉，将手术部位四周注入局麻药再进行缝合。拔牙也是采用浸润麻醉的方法。此外，口腔颌面部范围较大的手术也可采用软组织浸润麻醉，注射少量局麻液于皮肤和黏膜内使成一小皮丘，再从此沿手术切口线，由浅至深，分层注射到手术区域的组织中，局麻液扩散、渗透至神经末梢，发生良好的麻醉效果。上颌牙及下颌前牙及牙槽窦态的手术可采用骨膜上浸润法，在拟麻醉牙的唇颊侧前庭沟进针，当注射针尖角抵骨面后，应退针少许，然后注入麻药。这种操作方法适用于血友病和类似的有出血倾向的病人，当浸润麻醉或阻滞麻醉镇痛效果不全时，可加用牙周膜注射法，用短而较细的注射针头，自牙的近中或远中侧刺入牙周膜，分别注入局麻药。

2.操作步骤及要点

首先要进行麻醉前准备，准备好消毒用品、局部麻醉药物等。确认患者的身份信息和手术部位，进行必要的沟通和解释工作，以消除患者的紧张情绪。准确选择注射部位是关键，根据手术部位确定需要麻醉的区域，如体表手术应围绕手术切口进行局部浸润麻醉，常呈菱形或椭圆形。控制注射深度和角度要得当，避免过深损伤深部组织，过浅则麻醉效果不佳。在进针时，需要依次经过皮肤、皮下组织、肌层等，应该进行反复的回抽，避免将麻醉药注射入血管之中，引起不良反应。同时，还应注意穿刺部位是否有肿瘤、大血管或者感染，如有则是穿刺的禁区。对于一些黏膜的局部麻醉，还有表面局部麻醉法等。要注意避免用药量超过一次限量，所以用药时应降低药液浓度，防止麻醉过量导致局部组织坏死。

3.临床案例分析

曾有一名31岁男子在接受牙科局部麻醉后发生腭部坏死性溃疡。该男子因上颌第一前磨牙疼痛接受含有2%利多卡因和肾上腺素1∶100 000的局部麻醉，第二天在局部麻醉液渗透部位出现了一个绿色病变。口内检查显示硬腭上有两个深色椭圆形溃疡，覆盖有绿白色坏死性痂皮。治疗包括在没有麻醉的情况下对伤口进行小范围刮治，开出抗生素（阿莫西林）、止痛药（对乙酰氨基酚）和抗菌剂（氯己定）的处方。仅仅3 d后，就取得了几乎完全愈合的显著效果。此案例提示我们在进行浸润麻醉时，要注意评估患者个体风险，避免重复的腭部注射和使用高浓度的血管收缩剂，注射产品必须缓慢且有控制地、无压力地进行。

（二）神经阻滞

1.神经阻滞的分类及特点

分类：神经阻滞按作用部位分为脊髓神经阻滞、神经节阻滞和周围神经阻滞。常见的有臂丛神经阻滞、肋间神经阻滞及指神经阻滞等。如交感神经阻滞包括星状神经节阻滞，治疗头面部各种神经功能障碍性疾病如交感型/椎动脉型颈椎病、面神经麻痹等；腹腔神经丛阻滞治疗盆腹腔晚期癌性疼痛、慢性胰腺炎等；胸交感神经阻滞治疗肺癌晚期疼痛、汗手症等；腰交感神经阻滞治疗下肢感觉异常、下肢血栓闭塞性脉管炎等。脑脊髓及周围神经阻滞有硬脊膜外隙阻滞，用于腰脊神经根炎、腰椎管狭窄症及下肢带状疱疹等；枕神经阻滞用于颈椎病、颈源性头痛、枕神经痛及支配区疱疹；腰/颈丛及周围神经阻滞治疗相关神经炎痛及卡压性疾病；三叉神经阻滞用于三叉神经痛；舌咽神经阻滞用于舌咽神经痛。还有病灶局部注射用于各类腱附着点炎、慢性损伤、肌筋膜炎等。

特点：神经阻滞麻醉适用于需要局部麻醉的手术或疼痛治疗，如下肢截肢手术、开胸手术、脊柱手术等。相对于全身麻醉，神经阻滞麻醉具有简单、安全、低风险、创伤小、恢复快等优点。但也可能会出现阻滞过度或不足、神经损伤、感染等副作用。

2.操作流程及难点

操作流程如下：首先进行术前评估，重点关注饱胃、困难气道、局麻、神经阻滞、全麻的选择，择期手术应在术前一天进行评估。

手术医师必须在术前一天用记号笔在患者皮肤上明确标示出手术切口部位和切口长度，麻醉医师也应在术前一天用记号笔在患者皮肤上明确标示出麻醉穿刺点的位置。

对于有麻醉穿刺点及周围皮肤有异常情况、患有中枢和周围神经相关疾病、术中或术后早期需要观察相关区域感觉和运动功能恢复情况的患者，应选择除神经阻滞外的其他麻醉方式。随后签署知情同意书，内容包括麻醉方法的选择、麻醉风险、麻醉方式的优点和一般副作用的详细描述等。

术前用药时，应消除患者焦虑，预防局麻药中毒。麻醉前准备要给予面罩吸氧，连接监测设备，准备抢救药和物品，配置局麻药。

麻醉实施时，患者体位摆放以患者舒适和麻醉医师操作方便为准，清洁麻醉穿刺点及周围皮肤，进行体表标识，严格按照无菌原则进行消毒铺巾。

准确找到神经干、神经丛或神经节周围进行麻醉药注射是难点，需要根据不同的神经阻滞类型进行定位。例如星状神经节阻滞，患者取仰卧位，双肩下垫一薄枕。先沿锁骨上缘向侧触及气管外缘，再沿气管向上2 cm，平行于气管外缘触及动脉搏动。

术者左手中指将胸锁乳突肌及颈动脉鞘拉向外侧，中指指尖触压到骨性感觉，并尽量向内抵住气管外缘后稍向外移动中指，暴露穿刺部位。用3.5 cm长的7号短针沿术者中指指尖轻轻垂直进针，直至针尖及骨质，退针尖1~2 cm，回收无血，注射消炎镇痛液6~8 ml。观察2~3 min，出现同侧霍纳（Horner）征，表示阻滞成功，但为了减轻患者不适，也可以不将霍纳征作为阻滞成功标准。颈椎旁神经阻滞有后外侧入路法和侧入路法，后外侧入路法取患侧向上卧位，确定阻滞脊神经上一棘突，旁开6~8 cm。

局麻下以10cm的7号针穿刺，针稍偏向中线（5°~10°）进针，触及椎小关节后外侧，将针体稍退1cm左右，再沿小关节外缘缓慢进针，注气阻力消失，提示针尖进入椎旁间隙。每个阶段注入镇痛消炎药3~4ml。操作过程中要注意避免损伤椎动脉、喉返神经、膈神经等，严禁同时行双侧星状神经节阻滞。

3.与其他麻醉方法的比较

与浸润麻醉相比，神经阻滞的麻醉范围更精准，适用于特定神经支配区域的手术或疼痛治疗，而浸润麻醉主要用于体表手术。神经阻滞的麻醉效果更持久，因为是直接作用于神经干、神经丛或神经节。股神经阻滞的操作难度较大，需要准确找到神经位置，对医生的技术要求较高。与全身麻醉相比，神经阻滞麻醉对患者生理机能的影响较小，患者可以保持清醒状态，术后恢复时间也更短，减少了麻醉后监护的需求，降低了医疗成本。但全身麻醉适用于大型手术和需要全身肌肉松弛的手术，麻醉效果更广泛。在临床选择时，应根据手术类型、患者身体状况等因素综合考虑。

二、局部麻醉药的中毒反应及预防处理措施

（一）中毒反应的表现

1.中枢神经系统毒性反应症状

局部麻醉药中毒早期，患者可能出现头晕、耳鸣等症状。这是因为局麻药影响了中枢神经系统的正常功能，导致神经传导出现异常。随着中毒程度的加重，患者会出现视力模糊的情况，看东西变得不清晰，这可能会影响患者的行动和判断能力。如果中毒情况进一步发展，患者可能会出现抽搐症状，表现为肌肉不自主地收缩和颤动。在严重的情况下，患者可能会发生惊厥，全身肌肉强烈收缩，意识丧失，这会对患者的生命安全构成极大的威胁。

2.心脏毒性反应的特征

局部麻醉药中毒时，心脏方面可能会出现心律失常的异常表现。患者的心跳可能会变得不规律，出现心动过速或心动过缓等情况。这是因为局麻药影响了心脏的传导系统，导致心脏的电活动异常。此外，患者还可能出现血压下降的症状，这是由于局麻药对心血管系统的抑制作用，导致血管扩张，血容量相对不足，从而引起血压降低。严重的心脏毒性

反应可能会导致心搏骤停，危及患者生命。

（二）预防措施

1.减少药物剂量

根据患者的年龄、体重、身体状况等具体情况，合理控制局部麻醉药的剂量至关重要。对于老年人、儿童、身体虚弱或有肝肾功能不全等疾病的患者，应适当减少药物剂量，以避免超过患者的耐受量。在手术前，医生需要对患者进行全面的评估，包括病史、身体检查、实验室检查等，以确定合适的麻醉药剂量。同时，在手术过程中，医生应密切观察患者的反应，根据实际情况及时调整药物剂量。

2.降低药物浓度

在不同的手术中，应根据手术的类型、部位、持续时间等因素选择合适的麻醉药浓度。对于浅表手术或小范围的手术，可以选择较低浓度的麻醉药，以降低中毒风险。而对于深部手术或大范围的手术，可能需要较高浓度的麻醉药，但也应在保证麻醉效果的前提下，尽量降低浓度。此外，医生还可以通过联合使用不同的麻醉方法或药物，来减少局部麻醉药的使用量和浓度。

3.更换药物

在出现过敏或全身毒性反应时，应及时选择合适的替代药物。如果患者对某种局部麻醉药过敏，医生可以根据患者的具体情况选择其他不易引起过敏反应的麻醉药。例如，对于酯类局麻药过敏的患者，可以改用酰胺类局麻药。在选择替代药物时，医生需要考虑药物的作用机制、毒性、适应证和禁忌证等因素，以确保患者的安全。

4.麻醉前进行麻药过敏试验

过敏试验的重要性在于可以提前发现患者对局部麻醉药的过敏反应，从而避免在手术中发生严重的过敏事件。操作方法通常包括皮肤试验、血清学检测和静脉注射试验等。皮肤试验是在患者的前臂或背部皮肤上进行，包括划痕试验、纸片试验和皮内注射试验。血清学检测通过检测患者血清中的特异性IgE抗体，评估对麻醉药物的过敏风险。静脉注射试验在严格监控患者生命体征的条件下，给予患者微量麻醉药物的静脉注射，观察是否出现过敏反应。在进行过敏试验前，患者应与麻醉科医生充分沟通，了解自己的过敏史和家族过敏史，以便选择合适的测试方法。

（三）处理措施

1.停止用药并保持呼吸道通畅

一旦发现患者出现局部麻醉药中毒症状，应立即停止用药，以防止中毒症状进一步加重。保持呼吸道通畅是非常重要的，因为中毒患者可能会出现呼吸困难、呼吸抑制等情况。如果呼吸道不畅，会导致患者缺氧，加重病情。可以通过将患者的头部后仰，抬起下颌，清除口腔和鼻腔中的分泌物等方法来确保呼吸道的畅通。如果患者的呼吸严重受阻，可能需要进行气管插管或使用呼吸机辅助呼吸。

2.针对不同症状的药物治疗

对于烦躁、惊恐、肌肉抽搐、惊厥等症状，可以静脉注射硫喷妥钠或者地西泮。硫喷妥钠是一种短效的巴比妥类药物，具有镇静、催眠和抗惊厥的作用。地西泮是一种苯二氮䓬类药物，也具有抗焦虑、镇静、催眠和抗惊厥的作用。在使用这些药物时，应注意剂量和速度，避免过量使用导致呼吸抑制等不良反应。对于血压下降的患者，应及时静脉注射升压药物。可以选择多巴胺、间羟胺等药物，根据患者的血压情况调整药物剂量和速度。

3.静脉输液扩容

在血管扩张或血容量不足时，输入平衡液或羧甲淀粉以扩容是非常必要的。这可以增加患者的血容量，改善血液循环，提高血压。在进行静脉输液时，应注意输液速度和剂量，避免过快或过多输液导致心脏负担加重。同时，还应密切观察患者的生命体征，如心率、血压、尿量等，以评估输液效果。

4.生命体征监测

持续监测患者生命体征，维持血流动力学和血氧指标稳定是至关重要的。可以通过连接监测设备，如心电监护仪、血压计、血氧饱和度监测仪等，实时监测患者的心率、血压、呼吸频率、血氧饱和度等生命体征。根据监测结果，及时调整治疗方案，如调整药物剂量、输液速度等。同时，还应密切观察患者的意识状态、瞳孔大小等，以便及时发现并处理任何异常情况。

三、超声引导下局部麻醉技术的应用与优势

（一）超声引导技术的发展现状

1.与神经刺激器相比的优势

超声引导神经阻滞可缩短阻滞的操作时间，提高阻滞成功率和质量。对于糖尿病患者等神经对电刺激敏感性下降的人群，依靠神经刺激器引导穿刺神经损伤风险增加。超声能实时观察目标区域解剖结构，显示穿刺路径，避免损害相邻重要组织，还能观察药物扩散情况，调整针尖位置以获得理想药物分布。而神经刺激器在某些情况下可能无法引发肌肉收缩运动，且不同年龄阶段诱发肌肉收缩的最小刺激电流可能存在差异，这使人们对神经刺激器的安全性和有效性产生怀疑。对于表浅部位神经阻滞，联合神经刺激器的价值有限；对于深部神经超声显示不清者，超声联合神经刺激器是可行的选择策略，但能否提高深部神经阻滞的效果及安全性还需临床研究验证。

2.对不同部位神经阻滞的价值

对于表浅部位神经阻滞，超声引导可清晰显示神经结构，联合神经刺激器价值有限。对于深部神经阻滞，超声显示不清时可联合神经刺激器。儿童神经纤细，仅凭超声识别有难度，联合神经刺激器是否能提高阻滞安全性和效果值得研究。

注药点和穿刺方法的研究：针对不同部位神经阻滞，最理想的注药点、采用单点法还是多点注射、平面内穿刺还是平面外穿刺等问题都是值得深入研究的方向。超声引导局麻药给药将更为精准，不同部位神经阻滞所需的最低麻醉药物剂量需要重新定义。教科书中描述的几乎所有经典神经阻滞技术，都可借助超声实时引导穿刺。超声引导穿刺入路设计非常灵活，如何选择效果好且安全性高的入路，确定最优超声切面和最佳穿刺入路，有待设计合理的临床研究来回答。

（二）超声引导技术在临床中的应用

超声引导下局部麻醉技术的应用范围广泛，主要涵盖以下两个方面：

1.外科手术麻醉辅助

在骨科手术中，无论是上肢的骨折内固定还是下肢的关节置换手术，超声引导下的局部麻醉都能提供良好的术区麻醉效果。例如在膝关节置换手术中，超声引导下的股神经、

坐骨神经联合阻滞，可以有效阻断手术区域的疼痛传导，减少全身麻醉或椎管内麻醉的使用，降低术后并发症的发生风险，同时有利于患者术后早期康复锻炼。

普外科手术如阑尾切除术、疝气修补术等，对于一些身体状况较差不能耐受全身麻醉或椎管内麻醉有禁忌的患者，超声引导下的局部麻醉可作为一种安全有效的替代方案。在腹股沟疝修补术中，超声引导下的髂腹下神经和髂腹股沟神经阻滞，能为手术提供良好的局部麻醉效果，且术后镇痛时间较长。

2.疼痛治疗领域应用

在慢性疼痛治疗方面，如带状疱疹后神经痛、肩周炎疼痛等，超声引导下的局部麻醉药物注射联合神经阻滞可以起到很好的治疗效果。对于肩周炎患者，超声引导下将麻醉药和糖皮质激素混合液注射到肩关节周围的神经丛或痛点处，既能缓解疼痛，又能减轻炎症反应，改善关节活动度。

在癌痛治疗中，对于一些局部癌性疼痛病灶，超声引导下的局部麻醉药物或神经毁损剂注射，可以有效缓解患者的疼痛症状，提高其生活质量。例如在胰腺癌引起的腹部疼痛治疗中，超声引导下将药物注射到腹腔神经丛周围，可在一定程度上减轻患者的剧痛。

（三）超声引导下局部麻醉技术的优势

1.提高麻醉的准确性

超声引导下局部麻醉技术能够实时显示神经、血管等组织结构的位置和形态，为医生提供了清晰的可视化指导。与传统局部麻醉方法相比，医生不再仅仅依赖经验和解剖标志进行盲目的定位，而是可以直观地看到目标区域，更加准确地将局部麻醉药物注射到特定位置。例如，在进行上肢神经阻滞时，通过超声可以清晰地分辨出臂丛神经的各个分支，包括腋神经、肌皮神经、桡神经、手臂内侧皮神经、正中神经、尺神经等，从而精确地选择最佳的神经阻滞点。这种准确性大大减少了麻醉的盲目性和不确定性，提高了麻醉的成功率和效果。

2.减少并发症的发生

由于超声引导下局部麻醉技术能够更加精准地将药物注射到目标区域，减少了药物的扩散范围，从而降低了并发症的发生风险。以臂丛神经阻滞为例，传统的臂丛神经阻滞方法可能会导致气胸、血管损伤等并发症。而超声引导下臂丛神经阻滞疗法，医生可以在实时超声图像的引导下，清晰地看到锁骨下动脉、臂丛神经以及周围的组织结构，避免穿刺针误伤到血管和胸膜，大大降低了并发症的发生率。此外，在进行腰丛神经阻滞、坐骨神经阻滞等操作时，超声引导同样可以帮助医生准确地找到目标神经，减少对周围组织的损伤，降低并发症的风险。

3.缩短麻醉操作时间

超声引导下局部麻醉技术能够快速准确地找到目标区域，减少了穿刺次数和调整针尖位置的时间，从而显著缩短了麻醉操作时间。在传统局部麻醉方法中，医生往往需要通过多次尝试才能找到正确的穿刺位置，这不仅增加了患者的痛苦，还延长了手术的准备时间。而超声引导下，医生可以通过超声图像迅速确定目标区域，直接将穿刺针准确地引导至神经周围，大大提高了操作效率。例如，在进行下肢神经阻滞时，超声可以清晰地显示股神经、坐骨神经、闭孔神经等的位置，医生可以快速进行穿刺和药物注射，缩短麻醉操作时间，为手术的顺利进行争取宝贵的时间。

4.提高患者的舒适度

超声引导下局部麻醉技术可以减少局部麻醉药物的用量，降低药物的副作用，从而提高患者的舒适度。传统局部麻醉方法中，由于定位不准确，往往需要使用较大剂量的麻醉药物才能达到预期的麻醉效果，这可能会增加药物的副作用，如头晕、恶心、呕吐等。而超声引导下，医生可以将药物准确地注射到神经周围，使用较少的药物即可实现有效的麻醉，减少了药物对患者身体的不良影响。同时，由于超声引导下的穿刺更加精准，减少了对周围组织的损伤，患者在麻醉过程中的疼痛感也会相应减轻，提高了患者的舒适度。

5.适用于特殊人群

超声引导下局部麻醉技术适用于儿童、肥胖患者、老年人等特殊人群。对于儿童来说，由于神经非常纤细，仅凭超声识别有一定难度，联合神经刺激器可以提高阻滞的安全性和效果。在进行小儿手术时，超声引导下神经阻滞技术可以在实时超声图像的引导下，准确地将麻醉药物注射到目标神经周围，同时结合神经刺激器，进一步提高穿刺的准确性，减少对儿童神经的损伤。对于肥胖患者来说，传统的局部麻醉方法可能会因为脂肪组织的干扰而难以准确找到目标区域，而超声引导下局部麻醉技术可以克服这一难题。超声可以穿透脂肪组织，清晰地显示神经和血管的位置，为肥胖患者提供了更加安全、有效的麻醉方法。对于老年人来说，由于神经对电刺激敏感性下降，依靠神经刺激器引导穿刺神经损伤风险增加，而超声引导下局部麻醉技术可以更加准确地找到目标区域，降低神经损伤的风险。例如，在为高龄患者进行手术时，超声引导下神经阻滞麻醉可以减少全身麻醉对患者身体的负担，降低手术风险，提高患者的安全性和舒适度。

四、总结

局部麻醉在医学麻醉学中占据着举足轻重的地位。它为众多手术和医疗操作提供了关键的镇痛手段，尤其对于无法耐受全身麻醉的患者，如患有心血管疾病等特殊情况的人群，局部麻醉成为安全且有效的选择。在不同的手术场景中，局部麻醉都发挥着重要作用，从小型的牙科治疗到大型的分娩镇痛，再到各类外科手术，局部麻醉以其独特的优势广泛应用。与全身麻醉相比，局部麻醉对患者生理机能影响较小，患者术后恢复时间更短，减少了麻醉后监护的需求，降低了医疗成本。同时，局部麻醉下的患者通常保持清醒，有助于医生实时监测患者的意识状态和生命体征，确保手术的安全进行。

局部麻醉的操作方法多样，包括浸润麻醉和神经阻滞等。浸润麻醉适用于体表手术和一些有创检查操作，操作相对简单，但需要注意注射部位的选择、深度和角度控制，避免损伤深部组织和误入血管。临床案例也提醒我们要评估患者个体风险，防止不良后果的发生。神经阻滞则根据作用部位分为不同类型，具有麻醉范围精准、效果持久的特点，但操作难度较大，对医生技术要求高。在局部麻醉药中毒反应的预防处理方面，通过减少药物剂量、降低药物浓度、更换药物以及进行麻药过敏试验等措施，可以有效降低中毒风险。一旦发生中毒，应立即停止用药，保持呼吸道通畅，并针对不同症状进行药物治疗和静脉输液扩容，同时持续监测生命体征。超声引导下局部麻醉技术的应用，为局部麻醉带来了新的发展机遇。与神经刺激器相比，超声引导具有操作时间短、成功率高、能实时观察解剖结构和药物扩散等优势。对不同部位神经阻滞具有不同的价值，对于表浅部位神经阻滞，超声引导可清晰显示神经结构，而对于深部神经阻滞，可联合神经刺激器。在临床应用中，维也纳医科大学的经验表明，超声引导区域麻醉成功率高，能改善感觉和运动阻滞的起效时间，提高患者满意度。但进行超声引导区域麻醉需要高档超声设备和高水准培训。总的来说，局部麻醉的各种方法和技术都有其优缺点，未来需要进一步研究和优化，以提高局部麻醉的安全性和有效性。

第四章　椎管内麻醉

椎管内麻醉在临床麻醉中具有至关重要的地位。它涵盖了蛛网膜下腔阻滞麻醉、硬膜外阻滞麻醉以及腰硬联合麻醉等多种方法，每种方法都有其独特的特点和适用范围。

椎管内麻醉的重要性不言而喻。首先，它为特定部位的手术提供了精准、有效的麻醉效果，确保手术区域无痛，同时减少对患者全身生理功能的影响。其次，它在安全性和可控性方面具有优势，尤其对于下腹部、下肢及肛门手术，能降低全身麻醉的风险。再者，它的操作相对简便，经验丰富的麻醉医师可在较短时间内完成操作，为手术及时开展争取时间。

一、椎管内麻醉的解剖学基础与生理影响

（一）脊柱和椎管的结构及对麻醉的影响

脊柱是人体的重要支撑结构，由椎体、椎弓、椎孔等组成。椎体位于前方，是脊柱的主要承重部分；椎弓位于后方，由椎弓根和椎弓板组成；椎孔则是由椎体和椎弓围成的孔道，容纳脊髓。不同部位的脊柱在仰卧位时具有高低位置差异，其中 C_3 和 L_3 所处位置最高，T_5 和 S_4 最低。这种位置差异对腰麻时药液的分布有着重要影响。当进行腰麻时，药液会受到重力作用，在椎管内流动并分布到不同的部位。由于 C_3 和 L_3 位置较高，T_5 和 S_4 位置较低，药液更容易向低处流动，从而影响麻醉的范围和效果。

（二）韧带在椎管内麻醉中的作用

在进行椎管内麻醉时，穿刺针需要经过多个层次的组织，其中包括皮肤、皮下组织、棘上韧带、棘间韧带、黄韧带等。

皮肤和皮下组织是最外层的结构，相对较为柔软。棘上韧带连接脊椎棘突尖端，质地

较坚韧，老年人常发生钙化。在穿刺过程中，当针尖穿过棘上韧带时，会感觉到一定的阻力。棘间韧带连接上下两棘突，质地较疏松。黄韧带连接上下椎板，覆盖着椎板间孔，几乎全由弹力纤维构成，组织致密坚韧。当针尖穿过黄韧带时，会感觉到明显的阻力，而一旦穿过后，会有明显的"落空感"。

每个韧带在穿刺过程中都具有重要的作用。棘上韧带和棘间韧带可以帮助确定穿刺的方向和深度。黄韧带则是判断是否进入硬膜外间隙的重要标志。只有准确地穿过这些韧带，才能将麻醉药物准确地注入相应的部位，达到良好的麻醉效果。

（三）脊髓、脊膜与腔隙的关系

脊髓下端在不同年龄段的位置有所变化。成人一般终止于L_1椎体下缘或L_2上缘，新生儿在L_3下缘，并随年龄增长而逐渐上移。

这种位置变化对于腰椎穿刺时选择合适的腰椎间隙至关重要。对于成人来说，由于脊髓下端终止于L_1椎体下缘或L_2上缘，因此在进行腰椎穿刺时应选择L_2以下的椎间隙，以避免损伤脊髓。而对于儿童，尤其是新生儿，由于脊髓下端位置较低，在进行腰椎穿刺时应选择L_3以下的间隙，如首选第5腰椎和第1骶椎的间隙（$L_5 \sim S_1$），次选第4腰椎和第5腰椎的间隙（$L_4 \sim L_5$）。这样可以最大限度地降低对脊髓的损伤风险。

二、蛛网膜下腔阻滞麻醉的实施与管理

（一）穿刺点的选择

通常选择腰$2 \sim 3$或者腰$3 \sim 4$作为穿刺点，这主要是因为成人的脊髓下端一般终止于腰1椎体下缘或者腰2椎体上缘。在这个位置选择穿刺点，可以最大限度地避免损伤脊髓。同时，该穿刺点的选择也与手术部位密切相关。对于下腹部及下肢的手术，从这个位置注入麻醉药物能够有效地将麻醉范围覆盖到手术区域，确保手术的顺利进行。

（二）穿刺成功的标志及麻醉药物的注入

穿刺成功的标志是有脑脊液的流出。一旦见到脑脊液流出，即可把麻醉药注入。目前临床常使用的麻醉药物有丁哌卡因或者罗哌卡因，常用的配制溶液为5%~10%葡萄糖溶液。这些药物具有起效快、镇痛完善、肌肉松弛等特点，有利于外科医生进行手术操作。

（三）麻醉平面的调节

局麻药注入蛛网膜下腔后，需要调节麻醉平面至手术需要的范围。调节的方法主要有以下几种：一是根据穿刺间隙的高低，不同的穿刺间隙会导致药液在脑脊液中的流动方向不同，从而影响麻醉平面；二是通过调整患者的体位，如平面过低时，可将手术台调至头低位，以使平面上升；三是控制给药速度，速度越快麻醉范围越广，速度越慢则麻醉范围越局限。一般来说，麻醉平面在 5～10min 后固定。

（四）并发症及预防措施

蛛网膜下腔阻滞麻醉可能会出现一些并发症。其中，因腰麻有脑脊液的流出可能导致颅内压降低和颅内血管扩张，从而引起血管性头痛。为了预防这种情况的发生，患者应于麻醉后平卧，以尽量减少脑脊液的漏出。此外，支配膀胱副交感神经纤维很细，阻滞以后恢复较晚，易发生尿潴留。因此，术后需密切观察患者的排尿情况，如有必要时可留置导尿管。

三、硬膜外阻滞麻醉的操作流程与注意事项

（一）直入法操作流程

在进行硬膜外阻滞麻醉的直入法操作时，首先在穿刺点用 1% 的利多卡因做局部麻醉，这一步骤至关重要，它能有效减轻患者在后续穿刺过程中的疼痛感。待局麻起效后，先用破皮针进行破皮，为硬膜外穿刺针的进入开辟通道。接着，用硬膜外穿刺针沿针眼刺入，依次经过皮肤、皮下组织、棘上韧带、棘间韧带、黄韧带。在穿刺过程中，医生能够明显感受到不同组织带来的阻力变化。当穿透黄韧带时，会有阻力消失感，这一感觉提示穿刺针已成功进入硬膜外间隙。此时，便可置入硬膜外导管，为后续注入麻醉药物做好准备。

（二）旁入法操作流程

旁入法操作首先在棘突间隙中点旁开 1.5cm 处进针，进针时需压低 25°，朝着脊柱中线方向进针。这种方法的优势在于能够避开棘上韧带和棘间韧带，直接经黄韧带进入硬膜外间隙，从而减少了对一些组织的损伤风险。当确定进入硬膜外间隙后，同样置入硬膜外

导管。

（三）注意事项

强调操作过程中医生需注意避免误穿刺，以减少并发症的风险。在硬膜外阻滞麻醉的操作过程中，医生的技术和经验至关重要。通过准确地判断穿刺的位置和深度，避免误穿刺到其他组织或器官，是减少并发症发生的关键。例如，误穿刺到血管可能导致局麻药误入血管，引发局麻药中毒症状；误穿刺到脊髓可能造成严重的神经损伤。因此，医生在操作时应保持高度的专注和谨慎，严格按照操作流程进行穿刺。

患者在接受硬膜外阻滞麻醉前，应与医生充分沟通，了解手术过程及可能出现的风险。患者与医生的充分沟通有助于患者更好地了解硬膜外阻滞麻醉的过程和风险，从而减轻患者的焦虑和恐惧。医生应向患者详细介绍麻醉的方法、手术的过程、可能出现的并发症以及应对措施。患者也应向医生如实告知自己的病史、过敏史、用药情况等，以便医生制订个性化的麻醉方案，降低风险。

四、腰硬联合麻醉的特点与临床应用要点

（一）定义及优势

腰硬联合麻醉是联合应用腰麻（蛛网膜下腔麻醉）和硬膜外麻醉的一种麻醉方法，属于椎管内麻醉。这种麻醉方式巧妙地结合了腰麻和硬膜外麻醉的特点，将两者的优势融为一体。腰麻起效迅速，能在短时间内为手术区域提供有效的麻醉效果；而硬膜外麻醉则具有可调节性和持续时间长的优点。通过联合应用这两种麻醉技术，腰硬联合麻醉取长补短，使得麻醉效果更加理想。

（二）适应证

腰硬联合麻醉一般适用于下腹部和下肢的手术。例如，在阑尾炎手术中，硬腰联合麻醉结合了硬膜外麻醉和腰麻的优势，镇痛效果显著，起效快，放松肌肉效果良好，安全性高，麻醉药物用量较少，在临床上应用广泛。此外，对于下肢骨折手术、剖宫产手术以及腹部的其他手术，腰硬联合麻醉也能提供良好的麻醉效果。

（三）优点

在同一个穿刺点，借助"针内针"完成腰麻和硬膜外麻醉两种操作。这种操作方式不仅减少了对患者身体的损伤，还提高了麻醉的效率。腰硬联合麻醉具有起效时间快的特点，能够迅速为手术区域提供麻醉，为手术的顺利进行争取时间。同时，其麻醉范围较大，能够覆盖下腹部和下肢的大部分区域，满足手术的需要。此外，该麻醉方式持续时间较长，并且可提供长时间的术后镇痛效果，减轻患者的不适，提高患者的术后生活质量。

（四）局限性

仅适用于下半身的手术，这是其明显的局限性之一。由于其作用范围的限制，对于上半身的手术无法提供有效的麻醉。此外，腰硬联合麻醉也有可能出现颅压低、头痛等并发症。这些并发症虽然发生率相对较低，但仍需要麻醉医生在术前充分评估患者的情况，做好预防和处理的准备。

五、椎管内麻醉并发症的预防与处理

椎管内麻醉在临床应用中可能会出现多种并发症。除了常见的低血压、头痛和神经损伤外，还包括局部注射的背部出现疼痛、神经根刺激症状、术后恶心、呕吐、尿潴留、硬膜下血肿等。这些并发症的发生可能会影响患者的康复进程，甚至对患者的健康造成严重威胁。因此，了解这些并发症的特点和处理方法对于提高椎管内麻醉的安全性和有效性至关重要。

（一）低血压的预防与处理

椎管内麻醉后，交感神经被阻滞，导致血管扩张，外周血管阻力降低，从而引起血压下降。此外，患者的血容量不足、心脏功能不全等因素也可能增加低血压的发生风险。

术前应详细了解患者的病史、身体状况，特别是心血管系统的功能。对于血容量不足的患者，应在术前进行适当的补液，以增加血容量。在选择麻醉药物时，应根据患者的具体情况合理调整剂量，避免剂量过大导致血压过度下降。对于已经发生低血压的患者，可采取输液、使用升压药物等方法进行处理。当患者出现低血压时，应立即给予输液治疗，以增加血容量。同时，可以使用升压药物，如麻黄碱、去甲肾上腺素等，以提高血压。在使用升压药物时，应注意剂量和速度，避免血压过高导致其他并发症。

（二）头痛的预防与处理

椎管内麻醉时，穿刺针可能会损伤硬脊膜，导致脑脊液流出。脑脊液的流出会引起颅内压降低，从而导致颅内血管扩张，引起头痛。预防措施包括患者麻醉后平卧，减少脑脊液漏出。患者在麻醉后应保持平卧体位，避免头部抬高，以减少脑脊液的漏出。当头痛严重时，可以给予患者补液治疗，以增加脑脊液的压力，缓解头痛。同时，也可以使用一些止痛药物，如洛索洛芬钠片等，以减轻头痛症状。

（三）神经损伤的预防与处理

在椎管内麻醉过程中，穿刺针可能会损伤神经根，导致神经损伤。此外，麻醉药物的毒性作用、局部组织的压迫等因素也可能引起神经损伤。预防方法包括医生在操作过程中的谨慎操作。医生在进行椎管内麻醉操作时，应保持高度的谨慎和专注，严格按照操作规范进行穿刺，避免损伤神经根。如果发生神经损伤，可给予营养神经的药物，一般一个月左右这种并发症才能消退。当发生神经损伤时，可以给予患者营养神经的药物，如甲钴胺、维生素B_{12}等，以促进神经的恢复。一般来说，神经损伤的恢复需要一定的时间，通常在一个月左右。

（四）其他并发症的处理

对于恶心、呕吐等症状可给予止吐药，如昂丹司琼。椎管内麻醉后，患者可能会出现恶心、呕吐等症状。这可能是由于麻醉药物的残留作用、手术刺激等因素引起的。对于恶心、呕吐症状较轻的患者，可以给予一些心理安慰和支持，缓解患者的紧张情绪；对于症状较重的患者，可以给予止吐药物，如昂丹司琼等，以缓解症状。尿潴留时，术后最初的数小时内可进行导尿处理。椎管内麻醉后，患者可能会出现尿潴留的症状。这可能是由于麻醉药物对膀胱括约肌的松弛作用、手术刺激等因素引起的。对于尿潴留症状较轻的患者，可以给予热敷、按摩等物理治疗，以促进膀胱的收缩和排尿；对于症状较重的患者，在术后最初的数小时内可进行导尿处理，以解除尿潴留。

六、总结

椎管内麻醉是临床常用麻醉方式，具有独特的体系与要点。其解剖学基础决定了操作的精准性要求，不同节段椎管结构特点影响着麻醉的实施。蛛网膜下腔阻滞麻醉实施时需谨慎选择穿刺点与药物剂量，严格管理麻醉平面，以保障麻醉效果与安全。硬膜外阻滞麻醉操作流程规范，从穿刺到置管均有严格步骤，同时注意避免误入血管或蛛网膜下腔等情况。腰硬联合麻醉兼具两者优势，临床应用时需根据手术需求灵活调整。然而，椎管内麻醉可能引发低血压、头痛、神经损伤等并发症。预防方面，需精准评估患者、合理控制麻醉范围与液体管理等；处理则要求及时发现并采取相应措施，如纠正低血压、处理脑脊液漏以缓解头痛、判断神经损伤程度并给予神经营养支持等，以确保麻醉顺利与患者安全。

总之，椎管内麻醉在现代麻醉学中有着不可替代的地位。它为众多手术提供了有效的麻醉解决方案，在满足手术需求的同时，能减少全身麻醉带来的一些系统性风险。但因其技术的复杂性和风险性，麻醉医生必须经过严格的专业培训与实践积累。精准的解剖学认知、熟练的操作技巧、对生理影响的深刻理解以及对并发症的有效防控，是保障椎管内麻醉成功实施的关键要素。只有这样，它才能在各类手术中充分发挥其优势，为患者的手术治疗创造更安全、舒适的条件，推动手术麻醉质量的整体提升。

第五章　老年患者麻醉

随着社会老龄化的加剧，老年患者接受手术治疗的比例不断增加。麻醉作为手术过程中的重要环节，对于老年患者的安全和预后至关重要。椎管内麻醉是一种常用的麻醉方法，在老年患者的手术中具有独特的优势和挑战。本章节将详细探讨椎管内麻醉在老年患者中的应用，包括老年人生理功能退变对麻醉的影响、麻醉前评估的重点与特殊准备、适合的麻醉方法与药物选择、麻醉期间的循环与呼吸管理要点以及麻醉后并发症的预防与康复。

一、老年人生理功能退变对麻醉的影响

随着年龄的增长，老年人的生理功能逐渐发生退变，对麻醉产生了显著的影响。

（一）心血管系统

1.心脏功能减退

随着年龄的增长，老年患者的心脏结构和功能会发生一系列变化。心肌细胞数量减少，心肌纤维增生和硬化，导致心脏收缩和舒张功能下降。左心室顺应性降低，心脏充盈受限，心排血量减少。

这些变化使得老年患者对麻醉药物的耐受性降低，容易出现低血压、心律失常等心血管并发症。在椎管内麻醉过程中，由于交感神经阻滞，外周血管扩张，回心血量减少，进一步加重心脏负担，可能导致心功能不全。

2.血管弹性降低

老年患者的血管弹性减退，动脉硬化程度加重，血管阻力增加。这使得血压调节能力下降，容易出现血压波动。在麻醉过程中，血压的稳定性对于老年患者尤为重要，过高或

过低的血压都可能导致心脑血管意外的发生。

3.自主神经功能紊乱

老年患者的自主神经功能逐渐衰退，对心血管系统的调节能力减弱。在麻醉过程中，自主神经功能紊乱可能导致心律失常、血压不稳定等情况。

（二）呼吸系统

1.肺功能减退

老年患者的肺组织弹性降低，肺泡数量减少，通气功能下降。同时，呼吸道黏膜萎缩，纤毛运动减弱，咳嗽反射迟钝，容易导致呼吸道分泌物潴留，增加肺部感染的风险。

椎管内麻醉可能会影响呼吸肌的功能，导致呼吸抑制。对于老年患者来说，呼吸功能的减退使得他们对呼吸抑制的耐受性降低，容易出现低氧血症和高碳酸血症。

2.氧合能力下降

随着年龄的增长，老年患者的肺通气/血流比例失调，氧合能力下降。在麻醉过程中，由于呼吸功能受到影响，氧合能力进一步降低，可能导致组织缺氧。

（三）神经系统

1.脑功能减退

老年患者的大脑萎缩，神经细胞数量减少，神经传导速度减慢，认知功能和记忆力下降。在麻醉过程中，老年患者更容易出现术后认知功能障碍（POCD），影响术后康复。

椎管内麻醉对神经系统的影响相对较小，但也可能会引起一些神经系统并发症，如头痛、马尾综合征等。

2.神经传导功能改变

老年患者的神经传导速度减慢，感觉和运动功能减退。在麻醉过程中，需要根据老年患者的神经功能特点调整麻醉药物的剂量和浓度，以避免麻醉过深或过浅。

（四）肝肾功能

1.肝功能减退

老年患者的肝脏代谢功能下降，药物代谢速度减慢，容易导致药物蓄积和中毒。在选择麻醉药物时，需要考虑老年患者的肝功能状况，避免使用对肝脏有损害的药物。

2.肾功能减退

老年患者的肾小球滤过率降低，肾小管功能减退，药物排泄能力下降。同样，在选择麻醉药物时，需要考虑老年患者的肾功能状况，避免使用经肾脏排泄的药物，以免加重肾脏负担。

（五）其他系统

1.内分泌系统

老年患者的内分泌功能逐渐衰退，激素水平发生变化。例如，甲状腺功能减退、肾上腺皮质功能减退等情况较为常见。这些内分泌变化可能会影响患者的应激反应和代谢功能，在麻醉过程中需要加以关注。

2.免疫系统

老年患者的免疫系统功能下降，抵抗力减弱，容易发生感染。在麻醉过程中，需要严格遵守无菌操作原则，加强感染的预防和控制。

二、老年患者麻醉前评估的重点

全面检查患者身体情况，了解当前健康状况，包括对心、肝、肾、脑、肺等重要器官进行评估，因为老年患者身体状态较差，这些器官功能处于下降阶段。

老年患者由于年龄增长，身体各器官功能逐渐衰退。在麻醉前，必须对其身体进行全面检查，准确了解当前的健康状况。对心、肝、肾、脑、肺等重要器官的功能评估至关重要。心脏方面，随着年龄的增加，心肌收缩力减弱，心排血量减少，可能存在心律失常等风险；肝脏的解毒功能降低，药物代谢缓慢；肾脏组织萎缩，肾血流量减少，肾小球滤过率降低，药物排泄减慢，容易导致血药浓度增加，药效增强且作用时间延长；脑部可能出现脑萎缩，脑血流量减少，记忆力下降，甚至合并脑梗等情况；肺部则可能出现肺活量减少，气体交换功能下降，易并发肺气肿、肺不张以及慢性气管炎、支气管哮喘等疾病。通过全面的身体检查，可以为后续的麻醉方案制订提供重要依据。

采集全面的病史，包括以往住院次数、时间、疾病、意外情况及转归情况等。利用电子病历方便快捷地查询患者病史，了解其曾就诊医院、用药、治疗情况等。

　　详细采集老年患者的病史对于麻醉前评估至关重要。了解患者以往的住院次数、时间、所患疾病以及意外情况和转归情况，可以帮助医生更好地了解患者的身体状况和疾病的发展历程。如今，电子病历的应用为查询患者病史提供了极大的便利，医生可以通过电脑快速查询患者曾就诊的医院、用药情况和治疗方案等信息。这些信息对于评估患者对麻醉药物的耐受性、制订个性化的麻醉方案以及预测可能出现的并发症具有重要意义。例如，如果患者曾经对某种麻醉药物有过敏反应或不良反应，医生在选择麻醉药物时就须避免使用该药物，从而降低麻醉风险。

　　根据老年人的特点，制订详细的麻醉方案，包括用药、麻醉方式的选择。例如高龄患者的骨折，可以选择神经阻滞，在超声引导下的神经阻滞可减少麻醉药物量，保证患者围手术期安全，同时达到完善的镇痛效果，满足手术需要。

　　老年人具有独特的生理特点，因此需要根据这些特点制订详细的麻醉方案。在选择用药和麻醉方式时，要充分考虑老年人的身体状况和并发症。对于高龄患者的骨折手术，神经阻滞是一种较为理想的麻醉方式。在超声引导下进行神经阻滞，可以更加准确地定位神经，减少麻醉药物的使用量，从而降低药物对患者身体的负担，保证患者围手术期的安全。同时，神经阻滞可以达到完善的镇痛效果，满足手术的需要，减少患者的痛苦。此外，对于合并有心血管疾病、呼吸系统疾病等慢性疾病的老年患者，在选择麻醉方式和用药时，要更加谨慎，避免加重患者的病情。

三、适合老年患者的麻醉方法与药物选择

（一）麻醉方法

　　高龄患者的麻醉方式需根据手术种类及患者情况选择。大多数患者可耐受全麻，对于有凝血功能障碍的患者，不建议打硬膜外麻醉，以免增加硬膜外血肿风险。这是因为老年患者身体机能下降，凝血功能也可能出现异常，硬膜外麻醉可能导致出血难以控制，增加手术风险。

　　在患者需要麻醉做手术且全麻患者又不能耐受的情况下，可以采取B超引导下神经阻滞。这种麻醉方式创伤小，对循环干扰也比较小，适合老年人。例如，对于一些患有心血管疾病的老年患者，B超引导下神经阻滞可以减少对心脏的负担，降低手术风险。但如果手术时间长或呼吸功能不好、循环不稳定的患者，也可以采取全身麻醉方式。全身麻醉可

以更好地控制患者的呼吸和循环功能，确保手术的顺利进行。

还可以选择全身麻醉附合神经阻滞麻醉或者附合血管内麻醉，以达到术后镇痛或术中循环稳定，减少全麻药的应用，使患者加速康复，缩短清醒时间，提高术后体验。这种复合麻醉方式可以充分发挥各种麻醉方法的优势，减少单一麻醉方法的不足。例如，全身麻醉可以提供良好的手术条件，神经阻滞可以提供有效的术后镇痛，血管内麻醉可以调节患者的循环功能。

老年患者的骨科手术麻醉方法，要根据患者一般情况和手术要求，结合麻醉医生的技术和经验选择。局麻和超声引导下或加神经刺激器定位用于各种外周神经阻滞，适用于老年人的短小手术；椎管内麻醉适用于老年人的下肢手术；全身麻醉适用于较复杂手术和全身情况较差、病情危重、不适宜椎管内麻醉的患者。老年患者还可以选择全麻加硬膜外的联合阻滞，可减少全身麻醉药物和局部麻醉药物用量，有利于保持各系统功能稳定，术后保留硬膜外导管还可作为术后镇痛，利于老年人术后早期下床活动，减少术后并发症，促进快速康复。例如，对于一位有髋部骨折的老年患者，如果身体状况良好，可以选择硬膜外麻醉；如果身体状况较差，可以选择全身麻醉；如果手术复杂，可以选择全麻加硬膜外的联合阻滞。

（二）药物选择

老年患者麻醉用药需根据其生理特点选择。各个脏器功能较差的老年患者，用药需尽量平稳，不可引起血压大起大落。尽量使用不经肝肾代谢的药物，如肌松药阿曲库铵、瑞芬太尼等，该类药物多通过自体降解进行代谢，易苏醒，不会在体内蓄积。这是因为老年患者的肝脏和肾脏功能逐渐减退，药物代谢和排泄能力下降，如果使用经肝肾代谢的药物，可能会导致药物在体内蓄积，增加药物的副作用。

老年患者使用麻醉药时，应减少用药剂量，平稳缓慢给药。可选择的药物有丙泊酚乳状注射液、枸橼酸芬太尼注射液、硫酸阿托品注射液、盐酸瑞芬太尼注射液、依托咪酯注射液等。丙泊酚乳状注射液起效快、麻醉效果好、苏醒快、作用时间短；枸橼酸芬太尼注射液属于阿片类镇痛药，用于全身麻醉的诱导和维持，起效快、苏醒快；硫酸阿托品注射液可用于缓解胃肠痉挛、胆绞痛、肾绞痛等，也可用于麻醉前给药，起效快但维持时间较短；盐酸瑞芬太尼注射液用于全身麻醉的诱导和维持，起效快、苏醒快；依托咪酯注射液属于肌肉松弛剂，用于全身麻醉的诱导和维持，起效快但维持时间较短。但药物的使用需在医生的指导下进行，避免自行使用，以免出现严重的药物不良反应，危害身体健康。例如，对于一位患有高血压的老年患者，在使用麻醉药物时，应减少药物剂量，平稳缓慢给药，避免血压波动过大。同时，医生应根据患者的具体情况选择合适的药物，如丙泊酚乳状注射液、枸橼酸芬太尼注射液等，以确保手术的顺利进行。

四、老年患者麻醉期间的循环与呼吸管理要点

（一）老年患者麻醉期间的循环管理要点

1.老年患者循环系统的生理特点

老年患者的心脏功能逐渐减退，心肌收缩力减弱，心排血量减少。同时，血管弹性降低，外周血管阻力增加，血压升高。此外，老年患者的心脏代偿功能不佳，对低血压的耐受性较差。

随着年龄的增长，老年患者的循环系统会发生一系列的生理变化。心脏作为循环系统的核心器官，其功能的衰退对老年患者的健康产生了重大影响。心肌收缩力的减弱使得心脏在每次搏动时输出的血液量减少，进而导致心排血量下降。血管弹性的降低不仅使外周血管阻力增加，引发血压升高，还会影响血液的流动和分布。

2.椎管内麻醉对老年患者循环系统的影响

（1）血压下降

椎管内麻醉后，交感神经被阻滞，血管扩张，回心血量减少，导致血压下降。老年患者由于心血管系统的代偿功能减退，血压下降更为明显。

椎管内麻醉通过阻滞交感神经，使血管失去了交感神经的紧张性调节，从而导致血管扩张。血管扩张后，血管容积增大，回心血量相应减少。对于老年患者来说，他们的心血管系统代偿功能已经减退，无法迅速调整以应对这种变化，因此血压下降更为显著。

（2）心率减慢

椎管内麻醉可引起迷走神经相对兴奋，导致心率减慢。老年患者的心脏传导系统功能减退，对心率减慢的耐受性较差。

椎管内麻醉会影响自主神经系统的平衡，使迷走神经相对兴奋。迷走神经兴奋会导致心率减慢。老年患者的心脏传导系统功能已经减退，对于心率减慢的适应能力较差，可能

会出现心脏输出量进一步减少等问题。

3.老年患者椎管内麻醉期间循环管理的措施

（1）术前评估

详细了解老年患者的心血管病史、用药情况、心功能状态等，评估患者的心血管风险。对于合并有心血管疾病的患者，应在术前进行积极的治疗和调整。

在对老年患者进行麻醉前，术前评估至关重要。通过详细了解患者的心血管病史，可以了解患者是否有高血压、冠心病、心力衰竭等疾病。了解用药情况可以帮助医生判断患者正在使用的药物是否会与麻醉药物产生相互作用。评估心功能状态可以确定患者的心脏功能储备，为制订合理的麻醉方案提供依据。对于合并有心血管疾病的患者，在术前进行积极的治疗和调整，可以降低手术风险。

（2）术中监测

持续监测老年患者的心电图、血压、心率、血氧饱和度等生命体征。对于高危患者，可进行有创动脉血压监测和中心静脉压（CVP）监测。

术中监测是确保老年患者麻醉安全的重要手段。持续监测心电图可以及时发现心律失常等心脏问题。血压、心率和血氧饱和度的监测可以反映患者的循环和呼吸功能状态。对于高危患者，进行有创动脉血压监测和中心静脉压监测可以更准确地了解患者的血压和心脏前负荷情况，为及时调整治疗措施提供依据。

（3）液体管理

合理的液体管理是维持老年患者循环稳定的关键。在麻醉前应适当扩容，以预防椎管内麻醉后血压下降。术中应根据患者的血压、心率、尿量等情况调整输液速度和输液量。

老年患者的循环系统对液体的变化较为敏感，因此合理的液体管理至关重要。在麻醉前适当扩容可以增加血容量，预防椎管内麻醉后血压下降。术中应根据患者的具体情况调整输液速度和输液量。如果患者血压下降、心率加快、尿量减少，可能需要加快输液速度；如果患者出现心脏负荷过重的表现，如呼吸困难、肺部啰音等，则需要减少输液量。

（4）血管活性药物的应用

当老年患者出现血压下降时，可应用血管活性药物如麻黄碱、去氧肾上腺素等提升血压。对于心率减慢的患者，可给予阿托品等药物提升心率。

血管活性药物是调节老年患者循环功能的重要手段。当患者出现血压下降时，麻黄碱、去氧肾上腺素等药物可以收缩血管，提升血压。对于心率减慢的患者，阿托品可以抑制迷走神经兴奋，提升心率。在使用血管活性药物时，应根据患者的具体情况选择合适的药物和剂量，并密切观察患者的反应。

（二）老年患者麻醉期间的呼吸管理要点

1.老年患者呼吸系统的生理特点

老年患者的肺功能逐渐减退，肺活量减少，氧气量增加，通气/血流比例（V/Q）失调。这是因为随着年龄的增长，老年人的呼吸系统组织结构发生改变，肺弹性回缩力减退，小气道狭窄，呼吸肌力量减弱等。同时，老年患者的呼吸道防御功能下降，容易发生呼吸道感染。老年人的黏膜表面免疫球蛋白A（IgA）分泌减少，巨噬细胞的数量、吞噬功能及纤毛的移动能力均降低，不能有效地清除吸入肺泡中的微尘及病原体。

2.椎管内麻醉对老年患者呼吸系统的影响

（1）呼吸抑制

椎管内麻醉可引起肋间肌和膈肌麻痹，导致呼吸抑制。老年患者的呼吸储备功能减退，对呼吸抑制的耐受性较差。例如，因注药速度过慢、体位调整不当等因素导致麻醉效果不佳甚至失败时，可能会加重呼吸抑制的程度。

（2）低氧血症

椎管内麻醉后，老年患者的通气功能下降，容易发生低氧血症。此外，老年患者的心肺功能减退，对缺氧的耐受性也较差。低氧血症的主要原因是吸入氧分压过低、肺功能不充分、心室血液左右分流等。围麻醉期低氧血症是指在术前、术中和术后的全段时间内发生的低氧血症，老年患者由于呼吸系统的退行性变，呼吸功能减退，生理上就存在潜在的低氧血症。

3.老年患者椎管内麻醉期间呼吸管理的措施

（1）术前评估

详细了解老年患者的呼吸系统病史、吸烟史、肺功能检查结果等，评估患者的呼吸功能。对于合并有呼吸系统疾病的患者，应在术前进行积极的治疗和调整。例如，如果患者有慢性阻塞性肺疾病、肺炎等呼吸系统疾病，可能会导致肺部通气或者换气功能障碍，从而导致血氧低。此时要注意保持良好的通气功能，并且要积极治疗原发疾病。

（2）术中监测

持续监测老年患者的呼吸频率、潮气量、血氧饱和度等生命体征。对于高危患者，可进行血气分析监测。通过气道压力、呼出气二氧化碳波形以及分压监测、吸气呼气流量环配合肺部望触叩听诊等，可对围术期患者的肺通气功能进行监测与病因判定。

（3）吸氧

椎管内麻醉后，老年患者应常规吸氧，以提高血氧饱和度。吸氧浓度可根据患者的血氧饱和度进行调整，一般不超过60%，以防止吸收性肺不张。

（4）呼吸支持

当老年患者出现呼吸抑制时，可给予面罩吸氧或辅助呼吸。对于严重呼吸抑制的患者，应及时进行气管插管和机械通气。如果老年人出现肺不张的情况，可应用"肺通气保护策略"，为患者安装人工鼻，以保持气道湿化与过滤，配合肺复张手法，有效缓解术后胸闷和气短等不适感。每小时给予连续3~5次的手动膨肺，膨肺压力不超过30 cmH₂O也有助于防止术后肺不张的发生。控制吸氧浓度不超过60%，以防止吸收性肺不张。调整呼吸比例为1∶（2.0~2.5）。

此外，对于术前伴有哮喘病史，近期上呼吸道感染（2~3周内）等高气道反应性患者，麻醉诱导前可经静脉滴注甲泼尼龙12 mg/kg或琥珀酸氢化可的松100~200 mg，预防术中支气管痉挛发生。对于老年肥胖患者行俯卧位手术，术中气道压与腹内压存在密切联系，应采取悬空腹部、定期膨肺等措施，增加功能残气量，调整V/Q比值，改善通气，同时，控制腹内压<20 cmH₂O，避免急性冠脉综合征的发生。

五、老年患者麻醉后并发症的预防

（一）低血压和心动过缓

1.预防措施

术前充分评估者的心血管功能，合理调整患者的血压和心率。老年患者心脏功能逐渐减退，心肌收缩力减弱，心排血量减少，血管弹性降低，外周血管阻力增加，血压升高，心脏代偿功能不佳，对低血压的耐受性较差。因此，术前详细了解患者的心血管病史、用药情况、心功能状态等，评估患者的心血管风险至关重要。对于合并有心血管疾病的患者，应在术前进行积极的治疗和调整。

术中密切监测患者的生命体征，及时发现和处理低血压和心动过缓。持续监测老年患者的心电图、血压、心率、血氧饱和度等生命体征。对于高危患者，可进行有创动脉血压监测和中心静脉压监测。

术后应缓慢改变患者的体位，避免突然起身引起低血压。老年患者心血管系统代偿功能减退，血压下降更为明显，突然起身容易导致直立性低血压。

2.处理方法

当老年患者出现低血压时，可给予血管活性药物如麻黄碱、去氧肾上腺素等提升血压。麻黄碱、去氧肾上腺素等药物可以收缩血管，提升血压。在使用血管活性药物时，应根据患者的具体情况选择合适的药物和剂量，并密切观察患者的反应。

对于心率减慢的患者，可给予阿托品等药物提升心率。阿托品可以抑制迷走神经兴奋，提升心率。

（二）恶心、呕吐

1.预防措施

术前禁食禁水，避免胃内容物过多。老年患者麻醉后恶心、呕吐的原因包括患者自身因素、麻醉的因素等。患者自身的因素如以往有麻醉后恶心、呕吐、晕车或晕动症的病史，女性患者更容易发生恶心、呕吐。麻醉的因素主要是与吗啡类等阿片类药物相关。

术中避免使用易引起恶心、呕吐的药物。医生可根据患者情况调整用药，避免使用可能引起术后恶心、呕吐的药物。

术后给予患者适当的止吐药物。

2.处理方法

当老年患者出现恶心、呕吐时，应将患者的头偏向一侧，避免误吸。可给予患者止吐药物如昂丹司琼、托烷司琼等进行治疗。同时，对于恶心、呕吐严重的患者，应听从医嘱，由医生协助患者度过这一段不舒服的时间。

（三）尿潴留

1.预防措施

术前训练患者在床上排尿。让患者提前适应卧位排尿，减少术后尿潴留的发生风险。

术中避免使用过多的镇静药物。过多的镇静药物可能会影响患者的排尿反射。

术后鼓励患者尽早排尿。在患者病情允许的情况下，鼓励患者尽早进行床上活动及下床活动，促进血液循环，同时也有助于刺激排尿反射。

2.处理方法

当老年患者出现尿潴留时，可给予患者热敷、按摩等物理治疗。热敷小腹部、按摩膀胱等方式可以刺激排尿反射，促进尿液排出。

如果物理治疗无效，可进行导尿。对于尿潴留程度比较严重的患者，应在医生指导下通过留置导尿管的方式进行治疗。导尿管应定时夹管和开放，以保持膀胱功能。

（四）肺部感染

1.预防措施

术前戒烟，积极治疗呼吸系统疾病。老年患者呼吸道防御功能下降，容易发生呼吸道感染。有吸烟史的患者应在术前戒烟，以减少肺部感染的风险。对于合并有呼吸系统疾病的患者，应在术前进行积极的治疗和调整。

术中严格遵守无菌操作，避免误吸。在手术过程中，医护人员应严格遵守无菌操作规范，减少感染的机会。同时，注意避免患者误吸，尤其是在麻醉诱导和苏醒期间。

术后鼓励患者咳嗽、咳痰，尽早下床活动。术后定期协助患者翻身，进行背部叩击，促进痰液排出。鼓励患者在病情允许的情况下尽早进行床上活动及下床活动，促进血液循环，减少肺部并发症。

2.处理方法

当老年患者出现肺部感染时，应给予患者抗感染治疗。根据痰液培养及药敏试验结果，选择敏感的抗生素进行治疗。

同时，应加强患者的营养支持，提高患者的免疫力。制订个性化饮食计划，鼓励患者摄入高蛋白、高维生素、易消化的食物，增强机体免疫力。保持水分充足，鼓励患者多饮水，保持口腔湿润，促进痰液稀释和排出。

六、总结

老年人生理功能发生退变，各器官储备能力下降，如心血管系统对血压调节能力变弱，呼吸系统肺弹性降低、通气功能减退等，这些都显著影响麻醉的实施与管理。麻醉前评估重点在于全面了解其心肺功能、肝肾功能、神经系统状况以及并存疾病等，特殊准备包括优化基础疾病治疗、调整水电解质平衡等内容。适合的麻醉方法与药物选择需综合考量，全身麻醉应选择对循环和呼吸影响小的药物并精准控制剂量，区域麻醉可减少全身影响但要注意穿刺风险。麻醉期间，循环管理的要点是密切监测血压、心率，预防低血压和心律失常，必要时使用血管活性药物；呼吸管理要确保气道通畅，依据血气分析调整呼吸参数，预防低氧血症和二氧化碳潴留。老年患者麻醉后并发症的发生率较高，如认知功能障碍、肺部感染等。预防措施包括优化麻醉苏醒过程、加强术后监测与护理、鼓励早期活动等，康复阶段则需多学科协作，进行呼吸功能锻炼、营养支持等，以促进老年患者术后功能恢复，提高生活质量，降低围术期风险，保障其顺利度过手术及康复期。

了解老年患者麻醉期间的循环与呼吸管理要点，以及并发症的预防与康复措施，对于提高老年患者的麻醉安全性和手术成功率至关重要。

第六章　小儿患者麻醉

小儿的身体各系统、器官功能尚未完全发育成熟，对麻醉药物的耐受性和反应也与成人不同。例如，小儿的呼吸系统相对狭窄，黏膜血管丰富，易发生呼吸道梗阻和缺氧；循环系统发育尚未完善，对麻醉药物的耐受性较差，易发生心律失常和血压波动；神经系统尚未发育完全，对麻醉药物的敏感性强，易发生中枢神经系统抑制和呼吸暂停。这些生理特点决定了小儿麻醉需要特别关注和精细化管理。

此外，小儿患者在心理方面也与成人有很大不同。儿童对陌生环境和陌生人更为敏感，在医院环境中可能会感到不安和恐惧，尤其是在手术室中。这种心理压力可能会导致麻醉操作困难和增加并发症的风险。因此，小儿麻醉不仅要考虑生理因素，还要关注心理因素，为小儿患者提供安全、无痛且舒适的麻醉环境。

一、强调对小儿患者进行安全有效麻醉的关键意义

对小儿患者进行安全有效的麻醉具有关键意义。首先，安全的麻醉能够确保手术过程的顺利进行，为手术医生提供良好的操作条件，提高手术的成功率。其次，有效的麻醉可以消除或抑制小儿患者的疼痛和各种不愉快感觉，减轻他们的焦虑和恐惧，使他们更加配合手术，从而促进术后康复。

小儿麻醉的安全性是至关重要的。由于小儿患者的生理机能较为脆弱，对麻醉药物的反应更为敏感，因此在麻醉过程中需要密切监测生命体征，如心率、血压、呼吸频率、血氧饱和度等，及时发现和处理可能出现的问题。同时，要严格控制麻醉药物的剂量和使用方法，避免药物过量或不足导致的并发症。

此外，小儿麻醉还需要注重个性化方案的制订。每个小儿患者的年龄、体重、病情以及手术需求都不同，因此需要根据具体情况制订个性化的麻醉计划，选择最合适的麻醉方式、确定麻醉药物的种类和剂量等。只有这样，才能确保麻醉的安全性和有效性，为小儿

患者提供更好的医疗服务。

二、小儿生理与解剖特点对麻醉的挑战

（一）呼吸系统特点及挑战

小儿呼吸道相对狭窄，呼吸道黏膜易水肿，易发生呼吸道梗阻，这使得在麻醉过程中气道管理面临巨大挑战。一方面，狭窄的呼吸道容易被分泌物、血液或异物阻塞，导致通气困难。尤其是在手术过程中，由于小儿的自主呼吸受到抑制，完全依赖麻醉机进行通气，一旦呼吸道梗阻，很可能引发低氧血症，严重威胁小儿的生命安全；另一方面，呼吸道黏膜易水肿，可能是由手术刺激、麻醉药物的副作用或炎症反应等因素引起。黏膜水肿会进一步加重呼吸道狭窄，增加通气阻力，使呼吸功能受损。在麻醉过程中，需要密切关注小儿的呼吸道情况，及时清理分泌物和异物，保持呼吸道通畅。同时，对于可能出现黏膜水肿的情况，应提前采取预防措施，如合理选择麻醉药物、控制手术刺激等。

小儿肺泡囊数量少，单位体重肺容量小，功能残气量更小，这对麻醉期间呼吸功能的维持带来了极大的挑战。首先，氧气储备能力低是一个突出问题。由于功能残气量小，小儿在呼吸暂停或通气不足时，能够利用的氧气储备有限，很容易出现缺氧症状。其次，出现呼吸衰竭的风险也较高。小儿的呼吸功能相对较弱，对氧气的需求又较大，一旦出现呼吸功能障碍，很可能迅速发展为呼吸衰竭。在麻醉过程中，需要严格控制麻醉深度，避免呼吸抑制过度。同时，应根据小儿的具体情况，合理调整通气参数，确保足够的氧气供应和二氧化碳排出。

新生儿、早产儿肺泡表面活性物质少、肺泡液较多，机械通气时所需跨肺压更大。新生儿和早产儿的这一特点在麻醉诱导和维持阶段具有重要影响。由于肺泡表面活性物质少，肺泡容易塌陷，导致通气不均匀，增加了呼吸做功。同时，肺泡液较多会进一步阻碍气体交换，使呼吸功能受损。在机械通气时，所需肺压更大，这可能会对肺组织造成损伤，增加并发症的风险。在麻醉过程中，对于新生儿和早产儿，应特别注意选择合适的通气模式和参数，避免过高的跨肺压。同时，可考虑给予外源性肺泡表面活性物质，以改善肺的顺应性和通气功能。

（二）循环系统特点及挑战

小儿心血管系统发育尚未成熟，这使得他们对麻醉药物的耐受性较差。小儿的心脏结构和功能与成人存在差异，心肌收缩力较弱，对药物的代谢和排泄能力也较低。因此，在使用麻醉药物时，容易出现血压波动和心律失常等问题。血压波动可能是由于麻醉药物对心血管系统的直接作用，或者是由于手术刺激、失血等因素引起的。心律失常则可能是由于药物对心脏传导系统的影响，或者是由于心肌缺血、缺氧等因素引起的。在麻醉过程中，需要密切监测小儿的血压和心率变化，及时调整麻醉药物的剂量和种类。同时，应采取措施维持血容量稳定，避免手术刺激和失血过多对心血管系统造成的影响。

小儿代谢快、氧耗量大、二氧化碳产生快，导致循环系统的负担加重。为了满足身体对氧气和营养物质的需求，小儿的心脏需要加快跳动，增加心排血量。同时，肺循环也需要加快，以排出更多的二氧化碳。这就对心脏和肺循环提出了更高的要求，容易导致心脏功能不全和血液循环障碍。在麻醉过程中，需要充分考虑小儿的代谢特点，合理调整通气参数，确保足够的氧气供应和二氧化碳排出。同时，应根据小儿的具体情况，选择合适的麻醉药物和方法，避免对循环系统造成过大的负担。

（三）神经系统特点及挑战

这意味着在使用相同剂量的麻醉药物时，小儿可能会出现比成人更强烈的反应。例如，小儿神经系统尚未发育成熟，对麻醉药物的敏感性比较高，容易发生惊厥和呼吸抑制等情况。惊厥可能是由于麻醉药物对神经系统的直接作用，或者是由低氧血症、低血糖等因素引起的。呼吸抑制则可能是由于麻醉药物对呼吸中枢的抑制作用，或者是由于药物对呼吸肌的影响。在麻醉过程中，需要严格控制麻醉药物的剂量和使用方法，密切观察小儿的神经系统反应。一旦出现惊厥或呼吸抑制等情况，应及时采取相应的治疗措施，如给予抗惊厥药物、进行人工呼吸等。

小儿神经系统发育不完善，对疼痛的感知和反应与成人不同。小儿对疼痛的表达能力有限，往往不能准确地描述疼痛的程度和部位。同时，小儿的疼痛阈值也较低，对疼痛的反应更为强烈。在小儿麻醉中，疼痛管理具有特殊性。首先，需要准确评估小儿的疼痛程度。可以通过观察小儿的表情、行为、生理指标等方面来判断疼痛的程度。例如，哭闹、烦躁不安、心率加快、血压升高等都可能是疼痛的表现。其次，应选择合适的镇痛方法和药物。对于小儿来说，口服药物可能不太方便，而局部麻醉、静脉镇痛等方法可能更为适用。同时，应注意镇痛药物的剂量和副作用，避免药物过量对小儿造成不良影响。

三、小儿麻醉前评估与准备工作的独特性

小儿麻醉前评估与准备工作至关重要，其独特性主要体现在以下几个方面：

（一）病史采集的重点

详细询问患儿既往病史：包括是否有先天性心脏病、哮喘等疾病。先天性心脏病会影响心脏功能，使患者对麻醉的耐受性降低。麻醉过程中可能需要更加谨慎地选择麻醉药物和方法，避免加重心脏负担。对于有先天性心脏病的患儿，要评估心脏功能的具体情况，如心脏的结构异常程度、心排血量等。如果心脏功能较差，可能需要在麻醉前进行药物治疗，以改善心脏功能。哮喘患儿则存在呼吸道高反应性，麻醉过程中可能诱发哮喘发作。因此，需要了解哮喘的控制情况，是否规律使用药物治疗，近期是否有发作等。对于哮喘未控制好的患儿，应在麻醉前积极治疗哮喘，确保呼吸道通畅。

了解家族病史：特别是与麻醉相关的遗传疾病。某些遗传疾病可能会增加小儿麻醉的风险，如恶性高热家族史。如果家族中有恶性高热病史，在麻醉过程中应避免使用触发恶性高热的麻醉药物，如琥珀酰胆碱等，并做好应急预案，一旦发生恶性高热能够及时处理。评估遗传因素对小儿麻醉的潜在风险，有助于提前采取预防措施，确保麻醉安全。

询问用药史：包括是否正在使用抗凝药物、镇静药、镇痛药等。抗凝药物可能会增加术中出血的风险，需要调整麻醉方案，如选择对凝血功能影响较小的麻醉方法，密切监测凝血功能等。镇静药和镇痛药可能与麻醉药物产生相互作用，影响麻醉效果和患儿的苏醒时间。因此，要了解这些药物的使用情况，以便合理调整麻醉药物的剂量和种类。

了解患儿的疫苗接种情况：评估免疫状态对麻醉的影响。如接种疫苗后可能出现的发热等反应会对麻醉产生干扰。如果患儿在接种疫苗后出现发热等不适症状，应根据具体情况评估是否需要推迟手术。同时，了解疫苗接种情况也有助于评估患儿的免疫状态，预防术后感染等并发症。

（二）体格检查的特殊性

评估患儿的体重、身高、年龄等基本身体状况：这些因素对麻醉药物剂量的计算和麻醉方式的选择至关重要。小儿的体重、身高和年龄不同，其生理特点和对麻醉药物的耐

受性也不同。例如，低体重儿和早产儿对麻醉药物的敏感性较高，需要减少药物剂量；而年龄较大的儿童可能需要根据体重和身体状况选择合适的麻醉方式，如全身麻醉或区域麻醉。

检查患儿的口腔、呼吸道：关注呼吸道是否通畅，有无呼吸困难或喉头水肿等情况。小儿的呼吸道相对狭窄，黏膜血管丰富，容易发生呼吸道梗阻。检查口腔和呼吸道可以了解呼吸道的通畅程度，评估是否存在上呼吸道感染、扁桃体肿大等情况。如果发现呼吸道出现问题，应提前采取措施，如治疗上呼吸道感染、选择合适的麻醉方法等，为麻醉期间的气道管理提供依据。

评估心肺功能：检查心音、呼吸音及肺部有无异常，判断小儿对麻醉的耐受能力。小儿的心血管系统和呼吸系统尚未发育完全，对麻醉药物的耐受性较差。通过检查心肺功能，可以了解心脏和肺部的健康状况，评估患儿对麻醉的耐受能力。如果发现心肺功能异常，应在麻醉前进行相应的治疗和调整，确保手术安全。

检查小儿的神经反射和意识状态：了解神经系统的发育情况，评估对麻醉药物的敏感性。小儿的神经系统尚未发育成熟，对麻醉药物的敏感性较高。检查神经反射和意识状态可以了解神经系统的发育情况，评估对麻醉药物的敏感性。如果发现神经系统异常，应在麻醉过程中密切监测神经系统功能，避免发生神经系统并发症。

（三）实验室检查

血常规检查：了解红细胞、白细胞和血小板的数量及功能，评估小儿是否存在贫血、感染等情况。贫血会影响氧气的运输和供应，增加麻醉风险。感染可能导致发热、炎症反应等，影响麻醉效果和患儿的康复。对麻醉的影响及处理方法包括：对于贫血患儿，可在麻醉前进行输血治疗，提高血红蛋白水平；对于感染患儿，应根据感染的严重程度和类型，选择合适的抗生素进行治疗，待感染控制后再进行手术。

凝血功能检查：评估患者的凝血状态，预防术中出血。特别是对于有出血倾向的小儿患者，需要调整麻醉方案，如避免使用影响凝血功能的麻醉药物，密切监测凝血指标等。如果发现凝血功能异常，应在麻醉前进行相应的治疗，如补充凝血因子等。

肝肾功能检查：了解患者肝肾功能状况，确保手术安全。解释肝肾功能不全对麻醉药物代谢和排泄的影响，以及如何调整药物剂量。肝肾功能不全可能导致麻醉药物代谢和排泄减慢，容易发生药物蓄积，增加麻醉风险。对于肝肾功能不全的患儿，应根据具体情况调整麻醉药物的剂量和种类，避免药物过量导致的不良反应。

心电图检查：评估患者心脏功能，预防术中出现心搏骤停。分析小儿心电图的特点及异常情况的判断和处理。小儿心电图与成人有所不同，需要专业的医生进行解读。如果发现心电图异常，应进一步评估心脏功能，采取相应的治疗措施，确保手术安全。

（四）特殊情况处理

1. 并发症患儿的评估与准备

对于有先天性心脏病、哮喘等并发症的小儿患者，评估其对麻醉的耐受性。先天性心脏病患儿的心脏功能可能受到不同程度的影响，麻醉过程中需要密切监测心脏功能，避免加重心脏负担。哮喘患儿则需要注意呼吸道管理，预防哮喘发作。详细阐述不同并发症对麻醉的影响，如先天性心脏病可能导致心排血量减少、心律失常等；哮喘可能引起呼吸道痉挛、呼吸困难等。相应的麻醉方案和应急预案应根据并发症的具体情况制订，如对于先天性心脏病患儿，可选择对心脏功能影响较小的麻醉药物和方法；对于哮喘患儿，可在麻醉前使用支气管扩张剂等药物预防哮喘发作。

在麻醉前，确保并发症得到有效控制，如采取药物等措施，以及如何监测并发症的变化。对于有并发症的患儿，应在麻醉前采取药物等措施控制并发症。例如，先天性心脏病患儿可使用强心、利尿等药物改善心脏功能；哮喘患儿可使用支气管扩张剂、糖皮质激素等药物控制哮喘。在麻醉过程中，应密切监测并发症的变化，如心脏功能、呼吸功能等，及时调整麻醉方案和治疗措施。

2. 早产儿、低体重儿的评估与准备

根据早产儿、低体重儿的生理特点，评估麻醉风险。早产儿和低体重儿的身体各器官发育尚未成熟，对麻醉药物的耐受性较差，麻醉风险较高。分析早产儿、低体重儿在呼吸系统、循环系统、神经系统等方面的特殊性，如呼吸系统发育不完善，容易发生呼吸窘迫综合征；循环系统功能较弱，对血压和心率的变化较为敏感；神经系统发育不成熟，对麻醉药物的敏感性较高等。以及这些特点可能会对麻醉的影响，如呼吸道管理的难度增加、容易发生循环功能障碍、神经系统并发症的风险增加等。

做好必要的术前检查和准备，如禁食、保暖等措施的具体实施方法。禁食时间应根据早产儿和低体重儿的年龄和身体状况进行调整，一般比足月儿短。保暖措施包括使用保温箱、加热毯等，保持患儿体温稳定。强调密切监测早产儿、低体重儿在麻醉过程中的生命

体征变化，及时处理异常情况，如呼吸暂停、心率减慢、血压下降等。

加强术后护理、注意保暖、保持呼吸道通畅等，能够有效预防并发症的发生。术后应继续加强保暖措施，密切观察呼吸功能，及时清理呼吸道分泌物，预防呼吸道感染等并发症。

3.再次手术患儿的评估与准备

了解患儿既往麻醉手术史，包括手术名称、时间、方式、麻醉方式及术中、术后情况等。分析既往手术史对本次麻醉的影响，如是否存在麻醉药物过敏、上次麻醉后是否出现并发症等。可能出现的问题和应对措施包括：如果有麻醉药物过敏史，应避免使用过敏药物；如果上次麻醉后出现并发症，如呼吸循环骤停、恶性高热等，应在本次麻醉中采取相应的预防措施。

对患儿进行全面的体格检查，评估其心肺功能、肝肾功能、凝血功能等。根据患儿的身体状况和手术需求，选择合适的麻醉药物和方法，确定药物剂量和给药途径。

做好术中、术后可能出现问题及应对措施，如呼吸循环骤停、恶性高热等紧急情况的处理方法包括：制订应急预案，准备好相应的抢救设备和药物。如发生呼吸循环骤停，应立即进行心肺复苏；发生恶性高热，应及时使用丹曲林等药物进行治疗。

4.急诊手术患儿的评估与准备

评估患儿的病情严重程度，确定是否需要紧急手术。在紧急情况下，应迅速了解患儿的病情，评估手术的紧迫性。对患儿进行必要的生命体征监测和快速的实验室检查，如血常规、凝血功能等，以便尽快做出决策。

对患儿进行必要的实验室检查和影像学检查，以便更好地评估患儿的病情和制订手术计划。根据患儿的病情和手术需求，选择最关键的检查项目，如腹部外伤患儿可进行腹部超声或CT检查。快速解读检查结果，为手术决策提供依据。

根据患儿的年龄、体重和病情，选择合适的麻醉药物和剂量，确保手术顺利进行。在紧急情况下，应选择起效快、安全性高的麻醉药物，同时要考虑药物的剂量和作用时间，确保手术顺利进行。

了解患儿的病史和过敏史，避免因麻醉药物过敏导致手术失败。可以通过询问家长、查看病历等方式快速获取病史信息。如果发现患儿有过敏史，应避免使用过敏药物，并准备好抗过敏药物和抢救设备。

四、小儿常用麻醉方法与药物剂量计算

（一）基础麻醉

定义及适用范围。基础麻醉是使用一定的镇静药之后再进行其他操作，如局麻、神经阻滞等。基础麻醉适用于不配合的小儿患者，尤其是对于一些短暂的体表手术以及操作，如小的清创缝合术、体表肿物切除术等。对于那些对手术极度恐惧、不能配合局部麻醉或神经阻滞的小儿患者，基础麻醉可以使其处于浅睡眠状态，为后续的手术操作创造良好的条件。

药物选择及作用机制。常用的基础麻醉药物有氯胺酮、咪达唑仑等。氯胺酮是一种具有镇痛和麻醉作用的药物，它可以通过阻断大脑中的N-甲基-D-天冬氨酸（NMDA）受体，产生分离麻醉的效果，使小儿患者处于一种类似睡眠但又不完全失去意识的状态。咪达唑仑是一种苯二氮䓬类药物，具有镇静、催眠、抗焦虑和肌肉松弛的作用，它可以通过增强中枢神经系统中的 γ-氨基丁酸（GABA）的抑制作用，使小儿患者进入睡眠状态。在选择基础麻醉药物时，需要根据小儿患者的年龄、体重等因素进行调整。一般来说，年龄较小、体重较轻的小儿患者需要使用较低剂量的药物，以避免药物过量导致的不良反应。

注意事项及风险防范。在基础麻醉过程中，需要注意以下事项：首先，要密切监测小儿患者的生命体征，包括心率、呼吸、血压、血氧饱和度等，及时发现和处理可能出现的问题。其次，要防止药物过量，严格按照药物说明书和小儿患者的体重计算药物剂量，避免因药物过量导致呼吸抑制、心搏骤停等严重后果。此外，对于术前有呼吸道梗阻、饱胃、肠梗阻的小儿患者要慎用基础麻醉，以免加重病情。基础麻醉可能出现的风险主要有喉痉挛、呼吸抑制、心搏骤停等。防范措施包括：在麻醉前对小儿患者进行全面的评估，了解其身体状况和病史，排除禁忌证；在麻醉过程中，要准备好抢救设备和药品，如气管插管、呼吸机、肾上腺素等，以便在出现紧急情况时能够及时进行抢救。

（二）局部麻醉

1.局麻、腰麻、神经阻滞的特点。

（1）局麻

局部麻醉是通过将麻醉药物注射到手术部位周围的组织中，阻断神经传导，使该区域失去感觉。局麻的麻醉原理是麻醉药物直接作用于神经末梢，阻止神经冲动的传导。局麻

适用于手术部位表浅、范围较小的手术，如体表肿物切除术、清创缝合术等。小儿患者的年龄范围较广，一般来说，只要小儿患者能够配合，都可以进行局部麻醉。

（2）腰麻

腰麻是将麻醉药物注入蛛网膜下腔，阻断脊神经的传导，使下半身失去感觉。腰麻的麻醉原理是麻醉药物直接作用于脊神经根，阻止神经冲动传导。腰麻适用于下腹部、下肢的手术，如阑尾切除术、疝气修补术等。腰麻一般适用于年龄较大的小儿患者，通常在2岁以上。

（3）神经阻滞

神经阻滞是将麻醉药物注射到神经干或神经丛周围，阻断神经传导，使该神经支配的区域失去感觉。神经阻滞的麻醉原理是麻醉药物直接作用于神经干或神经丛，阻止神经冲动的传导。神经阻滞适用于特定部位的手术，如上肢骨折手术可以进行臂丛神经阻滞，下肢骨折手术可以进行坐骨神经阻滞等。神经阻滞适用于年龄较大的小儿患者，一般在2岁以上。

2.小儿患者意识状态及疼痛感受

在局部麻醉下，小儿患者的意识是清醒的，只是阻滞区域受到麻醉，感觉不出疼痛而已。在向小儿患者和家长解释局部麻醉的过程和感受时，可以用简单易懂的语言告诉他们，医生会在手术部位打一针，就像被蚊子叮了一下，然后这个地方就不会疼了，但是他们还是可以听到声音，看到周围的情况。可以通过给小儿患者看一些图片、视频或者使用模拟玩具等方式，让他们更好地理解局部麻醉的过程。

3.风险与并发症

局部麻醉可能出现的风险和并发症主要有局部麻醉药中毒、神经损伤等。局部麻醉药中毒是由于麻醉药物过量或者误入血管引起的，表现为头晕、恶心、呕吐、呼吸困难、心跳加快等症状。预防局部麻醉药中毒的措施包括严格按照药物说明书和小儿患者的体重计算药物剂量，避免药物过量；在注射麻醉药物时，要回抽注射器，确保没有误入血管。神经损伤是由于麻醉药物直接损伤神经或者手术操作不当引起的，表现为手术部位麻木、疼痛、无力等症状。预防神经损伤的措施包括在注射麻醉药物时，要准确掌握注射部位和深度，避免直接损伤神经；在手术过程中，要轻柔操作，避免过度牵拉神经。如果出现局部麻醉药中毒或神经损伤等问题，应立即停止手术，采取相应的治疗措施，如给予吸氧、输液、使用解毒药物等。

（三）全身麻醉

1.吸入麻醉和静脉麻醉的方法

吸入麻醉：吸入麻醉是通过让小儿患者吸入麻醉药物气体，使大脑皮质受到抑制，进入睡眠状态。吸入麻醉药物主要有七氟烷、地氟烷等。吸入麻醉的优点是起效快、苏醒迅速、对循环系统影响较小。缺点是需要特殊的麻醉设备，如麻醉机、挥发罐等；对呼吸道有一定的刺激性，可能引起咳嗽、喉痉挛等并发症。

静脉麻醉：静脉麻醉是通过将麻醉药物注射到小儿患者的静脉中，使大脑皮质受到抑制，进入睡眠状态。静脉麻醉药物主要有丙泊酚、咪达唑仑、氯胺酮等。静脉麻醉的优点是操作简单、不需要特殊的麻醉设备、对呼吸道无刺激性。缺点是起效相对较慢、苏醒时间较长、对循环系统有一定的抑制作用。

2.大脑皮质抑制及睡眠状态

全身麻醉是通过吸入或静脉给予麻醉药物，使大脑皮质受到抑制，小儿患者进入睡眠状态。在麻醉过程中，麻醉药物会作用于中枢神经系统，抑制大脑皮质的兴奋性，使小儿患者失去意识、感觉和反射。全身麻醉对小儿大脑发育的影响一直是人们关注的焦点。目前的研究表明，此段时间的全身麻醉对小儿大脑发育的影响较小，但对于手术时间超过3h或需要多次手术的婴幼儿，需要谨慎考虑全麻的利弊。为了确保全身麻醉的安全性，麻醉医生会在麻醉过程中密切监测小儿患者的生命体征，如呼吸、心率、血压、血氧饱和度等，及时调整麻醉药物的剂量和深度，避免麻醉过深或过浅对小儿大脑发育造成不良影响。

3.生命体征监测与调控

麻醉医生在全麻过程中通过监护仪监测小儿患者的生命体征，如呼吸、心率、血压等。在全麻过程中，小儿患者的生命体征会受到麻醉药物、手术刺激等因素的影响，可能出现波动。为了维持生命体征的稳定，麻醉医生会通过调控麻醉深度来实现。如果小儿患者的生命体征出现异常，如呼吸减慢、心率下降、血压降低等，麻醉医生会及时调整麻醉药物的剂量和深度，给予相应的药物治疗，如使用呼吸兴奋剂、升压药等，维持生命体征的稳定。

（四）药物剂量计算

1.体重剂量法

根据儿童的体重计算药物剂量是最常用的方法。药物说明书中通常会给出每千克体重的药物用量，麻醉医生可以根据小儿患者的实际体重计算所需药物剂量。例如，某种麻醉药物的说明书中规定每千克体重的用量为0.1mg，小儿患者的体重为10kg，则该小儿患者所需的药物剂量为1mg。在计算药物剂量时，要严格按照药物说明书和小儿患者的体重进行计算，避免药物过量或不足。

2.年龄剂量法

根据儿童的年龄计算药物剂量也是一种常用的方法。不同年龄段的儿童对药物的代谢和排泄能力不同，因此需要根据年龄调整药物剂量。一般来说，年龄较小的儿童对药物的代谢和排泄能力较弱，需要使用较低剂量的药物；年龄较大的儿童对药物的代谢和排泄能力较强，可以使用较高剂量的药物。例如，某种麻醉药物在1岁以下儿童的用量为每千克体重0.05mg，1～3岁儿童的用量为每千克体重0.08mg，3～6岁儿童的用量为每千克体重0.1mg。

3.体表面积剂量法

根据儿童的体表面积计算药物剂量在计算麻醉药物剂量时应用较为广泛。体表面积可以通过公式计算得出，对于体重≤30kg的儿童，体表面积（m²）=体重（kg）×0.035+0.1；对于体重＞30kg的儿童，体表面积（m²）=1.05+（体重-30）×0.02。然后根据成人剂量和小儿体表面积计算小儿用药剂量，小儿用药剂量=（成人剂量×小儿体表面积）/1.7。例如，某种麻醉药物的成人剂量为10mg，小儿患者的体重为20kg，根据公式计算出小儿体表面积为0.8m²，则该小儿患者所需的药物剂量为（10×0.8）/1.7≈4.7mg。

4.特殊情况的药物剂量调整

在小儿患者身体状况较差、血色素低、处于贫血状况或其他生命体征不太好的情况下，需要给予药物减量。药物减量的依据主要是小儿患者的身体状况和药物的代谢和排泄能力。例如，对于贫血的小儿患者来说，由于其血液携氧能力下降，对麻醉药物的耐受性降低，需要减少麻醉药物的剂量，以避免药物过量导致的不良反应。具体的药物减量方法需要根据小儿患者的具体情况进行调整，一般来说，可以在体重剂量法、年龄剂量法或体表面积剂量法的基础上适当减少药物剂量。同时，麻醉医生会密切监测小儿患者的生命体征和麻醉效果，根据实际情况进行调整。

五、小儿麻醉期间的监测与液体管理

小儿患者在麻醉期间的监测与液体管理至关重要，直接关系到手术的顺利进行和患儿的术后康复。以下将分别从生命体征监测、神经系统监测以及液体管理三个方面进行详细阐述。

（一）生命体征监测

1.心率、呼吸、血压监测的重要性

在小儿麻醉期间，对心率、呼吸、血压等生命体征进行持续监测是必不可少的。小儿的生理特点决定了他们对麻醉药物的反应更为敏感，生命体征的变化可能更为迅速和剧烈。心率的变化可以反映心脏的功能状态，过快或过慢的心率都可能提示心脏负担过重或供血不足。呼吸频率和深度的监测则能反映肺部的通气功能，呼吸道梗阻、麻醉药物的抑制作用等都可能导致呼吸异常。血压的波动可以提示循环系统的稳定性，过低的血压可能导致器官灌注不足，影响器官功能；过高的血压则可能增加心脏负担和出血风险。这些生命体征的变化对小儿患者病情的提示作用非常重要，麻醉医生可以根据这些指标及时调整麻醉药物的剂量和种类，采取相应的治疗措施，确保患儿的生命安全。

2.血氧饱和度监测

血氧饱和度监测在小儿麻醉中具有重要意义。血氧饱和度是指血液中氧合血红蛋白占总血红蛋白的比例，它反映了人体组织的供氧情况。正常情况下，小儿的血氧饱和度应在95％以上。低氧血症是小儿麻醉期间常见的并发症之一，其判断标准一般为血氧饱和度低于90％。低氧血症可能由多种原因引起，如呼吸道梗阻、通气不足、肺不张、肺水肿等。当出现低氧血症时，应立即采取处理措施，如调整呼吸参数、增加吸氧浓度、清理呼吸道分泌物等。如果低氧血症不能及时纠正，可能会导致严重的脑损伤、心肌损伤甚至死亡。

3.体温监测

小儿患者在麻醉期间容易出现体温过低或过高的情况。体温过低的原因主要包括手术室温度过低、静脉输液和术野冲洗液温度较低、手术创面大导致热量散失等。而体温过

高可能是由手术时间过长、感染、环境温度过高等因素引起。对于小儿患者来说，体温异常会带来一系列不良后果。体温过低会使药物的代谢速度减慢，患儿对麻醉的耐受能力降低，容易发生麻醉过深而引起循环抑制，麻醉后苏醒时间也会延长。此外，低温还会增加心血管并发症的发生率，严重低温还会导致室颤；低温对凝血功能也有损害，可增加失血量；低温还会增加伤口感染的发生率、影响伤口愈合。相反，体温过高可使代谢增快、氧耗量增加，严重者可引起代谢性酸中毒和高热惊厥。因此，在小儿麻醉期间，应密切监测体温变化，并采取相应的调节措施。常用的体温监测部位通常采用鼻咽温，某些情况下（例如体外循环）还应监测中心体温（食管或直肠温度）。保温措施包括温毯、暖风机、输液加温等。在高温情况下，可采取散热措施，如使用冰袋、酒精擦浴等。

（二）神经系统监测

1.意识状态评估

在小儿麻醉期间，评估患儿的意识状态对于了解麻醉深度和神经系统功能至关重要。意识状态的评估包括清醒程度、反应能力等方面。清醒程度可以通过观察患儿的睁眼反应、对声音和疼痛刺激的反应来判断。反应能力则包括肢体运动、语言表达等。小儿患者在麻醉过程中，意识状态会随着麻醉药物的作用而发生变化。麻醉过浅时，患儿可能会出现躁动、哭闹等情况；麻醉过深时，则可能出现呼吸抑制、心跳减慢等严重并发症。因此，麻醉医生需要密切观察患儿的意识状态，及时调整麻醉药物的剂量和深度，确保患儿处于适当的麻醉状态。

2.神经反射监测

常用的神经反射监测方法有瞳孔对光反射、腱反射等。瞳孔对光反射是评估神经系统功能的重要指标之一，它可以反映脑干的功能状态。正常情况下，当光线照射瞳孔时，瞳孔会迅速缩小；当光线移开时，瞳孔会逐渐扩大。如果瞳孔对光反射消失或减弱，可能提示脑干功能受损。腱反射是通过刺激肌腱引起肌肉收缩的反射，它可以反映脊髓的功能状态。正常情况下，腱反射的强度适中。如果腱反射减弱或消失，可能提示脊髓功能受损。这些神经反射的变化对神经系统功能的提示作用非常重要，麻醉医生可以根据这些反射的变化及时发现神经系统的异常情况，并采取相应的治疗措施。

3.脑电图监测

脑电图监测在小儿麻醉中的应用越来越广泛，特别是对于有神经系统疾病的小儿患者。脑电图可以通过记录大脑皮层神经元的电活动来评估脑功能状态。在麻醉过程中，脑电图的变化可以反映麻醉药物对大脑的抑制程度。例如，随着麻醉深度的增加，脑电图的频率会逐渐减慢，振幅会逐渐降低。对于有神经系统疾病的小儿患者，如癫痫、脑损伤等，脑电图监测可以帮助麻醉医生了解患者的脑功能状态，评估麻醉风险，并制订个性化的麻醉方案。同时，脑电图监测还可以用于监测术中知晓的发生，确保患儿在手术过程中处于无意识状态。

（三）液体管理

1.维持水电解质平衡

小儿患者在麻醉期间维持水电解质平衡至关重要。小儿的身体各器官功能尚未完全发育成熟，对水电解质的调节能力较弱。手术和麻醉过程中的禁食、禁水、失血、失液等因素都可能导致水电解质紊乱。水电解质平衡的紊乱会影响患儿的生理功能，增加手术风险。例如，低钠血症可能导致脑水肿、抽搐等；高钾血症可能引起心律失常、心搏骤停等。因此，在小儿麻醉期间，应根据小儿的年龄、体重、手术类型等因素计算所需的液体量，以维持水电解质平衡。对于体重≤30kg的儿童，体表面积（m²）＝体重（kg）×0.035＋0.1；对于体重＞30kg的儿童，体表面积（m²）＝1.05＋（体重－30）×0.02。然后根据成人剂量和小儿体表面积计算小儿用药剂量，小儿用药剂量＝（成人剂量×小儿体表面积）/1.7。例如，某种麻醉药物的成人剂量为10mg，小儿患者的体重为20kg，根据公式计算出小儿体表面积为0.8m²，则该小儿患者所需的药物剂量为（10×0.8）/1.7≈4.7mg。

2.考虑手术因素

手术类型、手术时间、出血量等因素对液体管理有重要影响。不同的手术类型对液体的需求不同，例如，腹部大手术的液体丢失量可能较大，需要及时补充；而短小的体表手术则液体丢失量相对较少。手术时间越长，液体丢失量也会相应增加。出血量的多少也是液体管理的重要考虑因素，失血过多时需要及时输血和补充液体。在手术过程中，应根据这些因素及时调整液体输入量，以确保患儿的循环稳定。例如，对于出血较多的手术，可以使用胶体液如白蛋白、羟乙基淀粉等进行扩容；对于手术时间较长的患儿，可以适当增加液体输入量，以维持水电解质平衡。

3.个体化液体治疗

根据小儿患者的具体情况进行个体化液体治疗是非常重要的。对于有心脏疾病、肾脏疾病等特殊情况的小儿患者，液体管理方案需要更加谨慎。例如，对于心脏功能不全的患儿，应严格控制液体输入量，避免加重心脏负担；对于肾脏疾病的患儿，应根据肾功能情况调整液体的种类和输入量，避免加重肾脏负担。同时，对于低体重儿、早产儿等特殊人群，也需要根据其生理特点制订个性化的管理方案。例如，低体重儿和早产儿的体液总量相对较少，对液体过多或过少的耐受能力更差，需要更加精确地计算液体量。此外，对于有低血糖高危因素的患儿，术中可以输注低浓度的葡萄糖（1.0%或2.5%）溶液，以维持血糖稳定。例如，新生儿到4岁之内的小儿以$10\,ml/(kg \cdot h)$的速度输注含1.0%葡萄糖的平衡盐溶液，患儿的循环情况、酸碱平衡状态和钠离子、葡萄糖水平就会更稳定。高危患儿需要定时监测血糖浓度，必要时可给予葡萄糖$200\,mg/kg$。

六、总结

小儿麻醉期间的监测与液体管理十分关键。生命体征监测上，心率、呼吸、血压、血氧饱和度及体温的监测意义重大，各指标变化能反映患儿病情，异常时需及时处理，体温监测还需注意保温或散热措施。神经系统监测方面，意识状态评估、神经反射监测及脑电图监测可助了解麻醉深度与神经系统功能，以便调整麻醉药物剂量。液体管理中，要维持水电解质平衡，依据小儿年龄、体重、手术类型等精确计算液体量，同时考虑手术因素，根据手术类型、时长、出血量调整输入量，还应遵循个体化原则，针对特殊患儿制订专属方案，保障患儿手术安全与术后康复。

第七章　孕产妇麻醉

孕产妇麻醉在现代医学中具有至关重要的地位。随着医疗技术的不断发展，对孕产妇麻醉的要求也越来越高。既要确保母婴安全，又要满足手术的需要。本章节将围绕孕产妇麻醉的各个方面展开，包括妊娠期生理变化对麻醉的特殊要求、剖宫产手术的麻醉选择与管理、妊娠并发症患者的麻醉考量、分娩镇痛的技术与实施要点以及产后麻醉相关并发症的预防与处理等内容，为临床实践提供全面而详细的参考。

一、妊娠期生理变化对麻醉的特殊要求

（一）孕妇患者的生理特点

1.心血管系统变化

孕期血容量增加，心脏负荷加重。为了满足胎儿生长发育的需求，孕妇的血容量会逐渐增加，一般在妊娠32～34周达到高峰。这使得心脏需要更加努力地工作，以将血液输送到全身各个部位。

心率加快，心排血量增加。随着血容量的增加和子宫的增大，孕妇的心脏需要加快跳动以维持足够的血液循环。心率通常会比怀孕前增加10～15次/min，心排血量也会相应增加。

2.呼吸系统变化

胸廓形状改变，膈肌上抬。随着孕期的进展，子宫逐渐增大，向上挤压膈肌，导致胸廓形状发生改变。这使得胸廓的前后径和横径增加，而上下径相对减小。

功能残气量减少。由于膈肌上抬和胸廓形状的改变，孕妇的功能残气量减少。这意味着在呼气末、肺部残留的气体量减少，可能会影响氧气的储备和交换。

耗氧量增加。孕妇的身体需要为胎儿提供氧气和营养物质，因此耗氧量会增加。一般来说，孕妇的耗氧量比怀孕前增加20%左右。

3.消化系统变化

胃肠蠕动减慢，胃排空时间延长。孕期激素水平的变化和子宫的扩大都会影响胃肠蠕动，使得食物在胃肠道内的停留时间延长。这增加了孕妇发生胃食管反流和消化不良的风险。

容易发生胃食管反流。由于胃排空时间延长和膈肌上抬，孕妇更容易发生胃食管反流。这可能会导致胃灼热、反酸等不适症状，严重时还可能引起食管炎。

4.血液系统变化

血容量增加，血液稀释。为了满足胎儿和胎盘的血液供应，孕妇的血容量会逐渐增加。同时，血浆容量的增加比红细胞数量的增加更为明显，导致血液相对稀释，孕妇会出现生理性贫血。

凝血功能发生改变。孕期孕妇的凝血功能会发生一系列变化，表现为凝血因子活性增加，血小板数量相对减少，血液处于高凝状态。这是为了防止分娩时出血过多，但也增加了血栓形成的风险。

（二）麻醉对孕妇的影响

大多数麻醉药物都能通过胎盘屏障进入胎儿体内，可能对胎儿造成不良影响，如抑制胎儿呼吸、影响胎儿神经发育等。因此，在选择和使用麻醉药物时应特别谨慎。

1.对胎儿呼吸的影响

某些麻醉药物可能会抑制胎儿的呼吸中枢，导致胎儿呼吸减慢或停止。这在全身麻醉中更为常见，因为全身麻醉药物会直接作用于中枢神经系统。即使是椎管内麻醉，也可能会通过影响母体的血液循环和子宫收缩，间接影响胎儿的呼吸。例如，低血压可能会减少胎盘的血液供应，从而影响胎儿的氧气供应。

2.对胎儿神经发育的影响

麻醉药物可能会对胎儿的神经发育产生潜在的影响。一些研究表明，长期或过量使用某些麻醉药物可能会增加胎儿出生后出现神经发育障碍的风险，如认知功能障碍、行为问题等。然而，目前对于麻醉药物对胎儿神经发育的影响还存在争议，需要更多的研究来明确。麻醉方式的选择也需要考虑对孕妇和胎儿的影响。全身麻醉可能会对胎儿产生更大的影响，而椎管内麻醉相对较为安全。

3.全身麻醉的风险

全身麻醉需要使用多种药物，包括镇静剂、肌肉松弛剂和麻醉气体等。这些药物可能会通过胎盘屏障进入胎儿体内，对胎儿产生不良影响。全身麻醉还可能会导致孕妇出现呼吸抑制、低血压等并发症，这些并发症也可能会影响胎儿的健康。此外，全身麻醉需要进行气管插管，这对于孕妇来说可能会更加困难，增加了气道管理的风险。

4.椎管内麻醉的优势

椎管内麻醉主要是通过在脊柱间隙注入局部麻醉药物，阻断神经传导，从而达到麻醉的效果。这种麻醉方式对胎儿的影响相对较小，因为局部麻醉药物很少会通过胎盘屏障进入胎儿体内。椎管内麻醉还可以减少孕妇的应激反应，降低血压波动和心率加快的风险，有利于维持胎盘的血液供应。对于剖宫产手术来说，椎管内麻醉可以使孕妇在手术过程中保持清醒，便于观察胎儿的情况。

（三）选择对母婴影响小的麻醉药物

1.局麻药

常用的局麻药如利多卡因、丁哌卡因等。这些药物具有起效快、作用时间长、毒性低等优点，是椎管内麻醉的常用药物。需要注意药物的浓度和剂量，以减少对母婴的不良影响。局麻药的浓度和剂量过高可能会导致神经毒性、心脏毒性等不良反应，因此在使用时应严格按照规定的浓度和剂量进行。

2.全身麻醉药物

临床常用丙泊酚、瑞芬太尼等药物。这些药物具有起效快、代谢迅速、对胎儿影响小等优点，是全身麻醉的常用药物。尽量选择对胎儿影响小的药物，并控制药物的剂量和使用时间。在全身麻醉中，应选择对胎儿影响最小的药物，并严格控制药物的剂量和使用时间，以减少对胎儿的不良影响。

二、剖宫产手术的麻醉选择与管理

剖宫产手术常用的麻醉方法主要有全身麻醉、椎管内麻醉和局部浸润麻醉。

全身麻醉：能使产妇神志消失，整个手术过程中产妇无痛苦感觉，无需担心害怕，有"一觉醒来开完刀"的优点。但由于麻醉药物可经由胎盘进入胎儿体内，可能对胎儿产生一定影响，且产妇可能出现吸入性肺炎等风险，危险性相对较高。

椎管内麻醉：包括腰麻、硬膜外麻醉和硬腰联合麻醉。腰麻用药量小、起效快、麻醉效果好；硬膜外麻醉患者循环波动小，麻醉作用缓和，便于术后镇痛；硬腰联合麻醉综合了腰麻和硬膜外麻醉的优点，起效快、对产妇和胎儿影响小、术后可带镇痛泵，目前最为常用。

局部浸润麻醉：是将麻药直接注射于切口处，镇痛效果差，目前极少使用，仅在紧急情况下，如不允许实行其他麻醉时才会考虑。

（一）全身麻醉在剖宫产中的应用

全身麻醉在剖宫产手术中的适应证主要包括病情危急、凝血四项异常、腰椎手术史、脊柱畸形、精神疾病完全不能配合、穿刺部位感染、反复椎管内麻醉失败等情况。

全麻的风险主要有对胎儿的影响，因为麻醉药物可经由胎盘进入胎儿体内，可能导致新生儿呼吸建立不好等问题。在全麻过程中，需要注意选择合适的麻醉药物，如丙泊酚、琥珀胆碱或罗库溴铵等，若血流动力学不平稳，也可选择依托咪酯或者氯胺酮。同时要确保气道安全，做好困难气道插管的准备，准备好吸引器、短柄喉镜、合适型号的气管导管以及预防气管插管失败的器械。诱导前吸纯氧 3~5min 或深吸气 5~8 次，采用快速顺序诱导。麻醉维持可采用吸入麻醉药或者静吸复合麻醉维持，避免过度通气，防止胎儿酸中毒。胎儿取出后，可适当追加芬太尼或舒芬太尼等阿片类镇痛药，降低吸入麻醉药的浓度，以免影响宫缩。

（二）椎管内麻醉在剖宫产中的应用

椎管内麻醉的三种方式分别是腰麻、硬膜外麻醉和硬腰联合麻醉。硬腰联合麻醉的优势明显，起效快，能迅速为手术提供良好的麻醉条件；对产妇和胎儿影响小，最大程度保证母婴安全；术后可带镇痛泵，为产妇提供有效的术后镇痛。

在进行椎管内麻醉时，操作要点包括选择合适的穿刺部位，一般在腰部进行穿刺。麻醉药物的剂量要严格控制，以确保麻醉效果的同时减少不良反应的发生。同时要注意患者的体位，确保穿刺过程顺利进行。

（三）局部浸润麻醉在剖宫产中的应用

局部浸润麻醉在剖宫产手术中极少使用。其镇痛效果差的原因主要是麻药仅作用于切口处，无法对整个手术区域提供充分的麻醉。在紧急情况下，如胎儿窘迫而麻醉医师不在现场，或胎儿窘迫程度较重急需尽快娩出，或产妇同时合并困难气道和椎管内麻醉禁忌证时，才会考虑局部浸润麻醉。但这种麻醉方式的局限性很大，无法提供良好的麻醉效果从而增加了手术操作的难度。

（四）剖宫产麻醉的管理要点

剖宫产麻醉的管理要点包括麻醉前评估、术中生命体征监测、麻醉深度控制、预防误吸等方面。麻醉前评估至关重要，要详细了解产妇的病史、用药史、过敏史、禁食水情况等，对产妇的身体状况进行全面评估，确定适合的麻醉方法。术中要密切监测产妇的生命体征，如心电图、血压、脉搏血氧饱和度、呼气末二氧化碳（PETCO$_2$）等，及时调整麻醉深度，确保手术的顺利进行。同时要预防误吸，特别是全麻的产妇，要严格遵守禁食水时间，避免呕吐物吸入肺部引起吸入性肺炎。麻醉医生与产科医生要密切配合，确保手术的顺利进行和母婴的安全。在手术过程中，要根据产妇的具体情况及时调整麻醉方案，以应对各种突发情况。

三、妊娠并发症患者的麻醉考量

（一）妊娠合并不同类型心脏病的麻醉管理

妊娠合并先天性心脏病：先天性心脏病种类繁多，病理特点各异。如房间隔缺损、室间隔缺损等左向右分流型先心病，在妊娠期间可能因血容量增加而加重心脏负担，导致肺动脉高压。而法洛四联症等右向左分流型先心病，患者本身就存在缺氧等问题，妊娠会进一步加重病情。

麻醉过程中，心脏功能评估至关重要。需详细了解患者的症状、体征，如是否有呼吸困难、心悸、乏力等，结合心电图、超声心动图等检查结果，评估心功能分级。对于心功能较差的孕妇，药物选择应尽量避免加重心脏负担。例如，局部麻醉药如利多卡因、丁哌卡因等对心脏影响较小，可用于局部神经阻滞或椎管内麻醉。全身麻醉药应选择对心脏抑制作用较小的药物，如丙泊酚、依托咪酯等，但要注意控制剂量，避免对循环系统产生过度抑制。

麻醉操作要点包括：对于心功能较差的孕妇，椎管内麻醉可能更为合适，因为它可以有效阻断剖宫产的应激反应，减少回心血量，降低心脏前负荷。但在实施椎管内麻醉时，要严格控制药物剂量和给药速度，避免平面过高导致血压下降。同时，要密切监测患者的生命体征，如心率、血压、心电图等，及时发现并处理心律失常、低血压等问题。对于无法行椎管内麻醉的患者，可选择气管插管全麻，但要注意选择对胎儿影响小且对孕妇循环系统抑制轻微的药物，如艾司氯胺酮复合丙泊酚，既能维持麻醉后的重要器官灌注，又降低了胎儿娩出后呼吸抑制的风险。

妊娠合并风湿性心脏病：风湿性心脏病主要累及心脏瓣膜，常见的有二尖瓣狭窄和关闭不全、主动脉瓣狭窄和关闭不全等。二尖瓣狭窄患者左房流出道受阻，需较高的心房压将血液排入左室，妊娠可使静脉血回流增加和心率加快，损害心功能。麻醉处理原则包括避免心动过速、局麻药中不加肾上腺素、减少疼痛和应激反应、避免增加前负荷、避免明显降低后负荷。

对于此类患者，麻醉前应详细评估心脏功能，了解瓣膜病变程度。可通过肺动脉导管监测、超声心动图等检查，评估心排血量、肺毛细血管压等指标。麻醉方法的选择要根据患者的具体情况，若心功能较好，可考虑椎管内麻醉；若心功能较差或存在其他禁忌证，则选择气管插管全麻。在麻醉过程中，要密切关注患者的血流动力学变化，及时调整麻醉药物剂量和输液速度，维持心脏功能稳定。

（二）妊娠合并糖尿病酮症酸中毒的麻醉挑战

妊娠合并糖尿病酮症酸中毒对孕妇和胎儿的影响极大。高血糖、脱水、高酮血症、电解质紊乱和代谢性酸中毒可危及孕妇生命，同时也会对胎儿重要器官乃至生命产生严重威胁。如胎儿窘迫、生长受限、早产、死胎等。

麻醉前的准备工作至关重要。首先，要完善各项检查，包括血气分析、血常规、肝肾功能、凝血功能等，了解患者的酸碱平衡、血糖、电解质、血小板等情况。控制血糖是关键，应选择短效胰岛素，对血糖过高、严重酮症酸中毒和（或）昏迷等重症患者，可静脉注射负荷量胰岛素 $0.1\sim0.2U/kg$，然后持续小剂量泵注，常用剂量为 $0.1U/（kg \cdot h）$。同时，积极纠正电解质紊乱，患者血 K^+ 浓度并不能反映体内缺 K^+ 程度，而且随着补液和胰岛素的治疗，血 K^+ 浓度会急剧下降。一般在开始使用胰岛素时就静脉补 K^+，并严密监测血K^+浓度和患者尿量，根据血K^+浓度调整补K^+速度。

麻醉诱导和维持过程中药物的选择及注意事项。考虑到糖尿病酮症酸中毒（DKA）患者常有严重脱水，麻醉后容易出现循环衰竭，应选择对循环影响较小的药物。如艾司氯胺酮有循环兴奋作用且对呼吸无明显影响，复合丙泊酚使用循环更趋稳定。同时，要避免使用对心脏抑制作用较强的药物，如吸入麻醉药应慎用，因为这类患者对吸入麻醉药十分敏感。笑气加肌松药的方法可使外周血管阻力增加，应避免。在麻醉过程中，要密切监测患者的生命体征，如心率、血压、呼吸等，及时发现并处理循环衰竭等并发症。

预防循环衰竭等并发症是麻醉管理的重点。一方面，要积极进行容量复苏，补液原则是先快后慢、先盐后糖。考虑DKA患者的液体丢失量大（约为100ml/kg），宜在治疗开始2h内快速补充生理盐水1000ml，再减慢补液速度。一般初始选择生理盐水，一旦血糖浓度低于14.0mmol/L，加用10%葡萄糖作为胰岛素底物，以预防治疗过程中发生低血糖。另一方面，要严密监测患者的酸碱平衡和电解质情况，及时纠正酸中毒和电解质紊乱。在严重酸中毒（pH＜7.0）或合并心功能障碍、休克、败血症时才考虑应用碳酸氢盐。同时，要做好新生儿抢救的准备，因为围产儿死亡率较高。

（三）其他常见妊娠并发症的麻醉应对

妊娠合并高血压：妊高征的基本病理生理改变为全身小动脉痉挛，外周血管阻力增加。麻醉医生需要考虑的因素包括控制血压、预防子痫发作、维护心肾功能等。对于轻度妊高症患者，可在严密监测下选择椎管内麻醉；对于重度妊高症患者，特别是平均动脉压（MAP）高于18.7kPa（140mmHg）、短期内不能经阴道分娩或引产失败、胎盘功能明显低下、胎儿缺氧严重者，子痫抽搐经治疗控制后2～4h或不能控制者，应考虑选择全身麻醉或连续硬膜外阻滞。

麻醉前准备要详细了解治疗用药，包括降压药的种类和剂量，最后一次应用镇痛药和降压药的时间，以掌握药物对母胎的作用和不良反应。硫酸镁是重度妊高征的首选药，应常规观察用药后的尿量，有无呼吸抑制，检查膝反射、心率和心电图，有无房室传导阻滞，如有异常应查血镁离子浓度。一旦有中毒表现应给予钙剂拮抗治疗。术前应停用 α、β 受体拮抗药，血管紧张素转换酶抑制剂等降压药，应在麻醉前24～48h停药，以避免与麻醉药协同作用导致术中低血压。了解麻醉前患者24h的出血量，便于调控麻醉手术期间的液体平衡。

麻醉管理要力求平稳，减轻应激反应，全麻插管前应用小剂量芬太尼，以减少插管引起的血压波动，避免使用氯胺酮。麻醉期间发生高血压可采用吸入麻醉药，血压不应降至过低，控制在18.6～20.0/12.0kPa（140～150/90mmHg）对母婴最有利。预防发生仰卧位低血压综合征，如监测有高血压者，也可应用神经节阻滞药（樟脑奥替芬）和硝酸甘油降压。维护心、肾、肺功能，适度扩容，以血红蛋白、血细胞比容、中心静脉压、尿量、血气分析、电解质检查为依据，调整血容量，维持电解质和酸碱平衡。积极处理并发症，凡并发心力衰竭、肺水肿、脑出血、弥散性血管内凝血（DIC）、肾功能衰竭、HELLP综合征时，应按相关疾病的治疗原则积极处理。做好新生儿窒息的抢救准备，麻醉手术后送入ICU病房，继续予以监护、治疗，直至患者脱离危险期。病情允许条件下应给予术后镇痛。

妊娠合并贫血：孕妇贫血不严重且无其他并发症时，可以考虑使用局部麻醉；而贫血程度较重则建议暂缓麻醉直至纠正贫血。轻度贫血不会显著影响患者的生理功能，此时使用局部麻醉相对安全。但重度贫血可能导致母体缺氧、休克等，不利于患者的生命健康，故应暂缓麻醉。如果贫血是由巨幼细胞性贫血或缺铁性贫血引起的，则需要在医生指导下服用叶酸片、维生素B_{12}片、富马酸亚铁片等药物。如果是再生障碍性贫血导致的，则需遵医嘱通过输血的方式改善病情。对于孕期贫血的女性来说，在日常生活中要注意合理饮食，可适当食用红枣、猪肝等补血食物。同时还要定期到医院做检查，随时了解自身的具体情况。

四、分娩镇痛的技术与实施要点

（一）非药物性分娩镇痛方法

精神安慰法是通过医护人员、家人或导乐师给予产妇心理上的支持和鼓励，帮助产妇缓解紧张和恐惧情绪，从而减轻分娩疼痛。医护人员可以用温暖的语言、轻柔的触摸和耐心的倾听，让产妇感受到被关心和重视，增强其分娩的信心。这种方法的优点是无须使用任何药物，对产程和胎儿无不良影响，且可以随时进行。然而，其镇痛效果相对较弱，对于疼痛较为剧烈的产妇来说可能作用有限。

呼吸法是让产妇在分娩过程中掌握特定的呼吸节奏，通过调整呼吸来放松身体，减轻疼痛。例如，在宫缩开始时，产妇可以进行缓慢而深沉的吸气，然后慢慢地呼气，重复这个过程。呼吸法可以帮助产妇转移注意力，减少对疼痛的关注，同时也有助于调节身体的氧气供应和放松肌肉。其优点同样是对产程和胎儿无不良影响，操作简单易学。但缺点是需要产妇在分娩前进行练习，才能在分娩时熟练运用，而且对于一些产妇来说，可能难以在疼痛剧烈时保持正确的呼吸节奏。

水中分娩是指产妇在充满温水的分娩池中进行分娩。水的浮力可以减轻产妇身体的重量，缓解关节和肌肉的压力，从而减轻疼痛。同时，温水的温度可以使产妇放松身体，促进血液循环。水中分娩的优点是可以让产妇在相对舒适的环境中分娩，减轻疼痛，并且对产程和胎儿的影响较小。然而，水中分娩需要特定的设备和条件，并非所有医院都能提供。此外，水中分娩也有一定的风险，如感染等，需要严格的消毒和监测。

在合适的情况下，医护人员可以引导产妇正确运用这些非药物性分娩镇痛方法。例如，在分娩前，为产妇提供呼吸法的培训，让其熟悉不同阶段的呼吸节奏。在分娩过程中，及时给予产妇精神安慰，鼓励她们保持积极的心态。对于选择水中分娩的产妇，要做好充分的准备工作，确保分娩环境的安全和卫生。

（二）药物性分娩镇痛的主流技术

1.椎管内麻醉分娩镇痛

椎管内麻醉分娩镇痛是目前无痛分娩的主要方法。其操作流程一般如下：在产妇宫口开到一定程度时，麻醉师在产妇的腰背部进行穿刺，将一根细导管置入硬膜外腔或蛛网膜下腔。然后通过导管注入低浓度的局部麻醉药和阿片类药物混合液。连接镇痛泵，根据产妇的疼痛程度调整药物剂量和给药速度。

药物选择和剂量控制非常关键。常用的药物有低浓度局麻药（如0.04%～0.125%丁哌卡因或0.0625%～0.15%罗哌卡因）联合应用脂溶性阿片类药物（如芬太尼1～2μg/ml或舒芬太尼0.4～0.6μg/ml）。剂量的控制要根据产妇的具体情况进行调整，既要达到有效的镇痛效果，又要避免药物过量对产妇和胎儿产生不良影响。

椎管内麻醉分娩镇痛成为无痛分娩主要方法的原因有以下几点：首先，能够有效镇痛，将分娩疼痛降低到产妇可以忍受的程度甚至完全无痛。其次，产妇在镇痛过程中保持清醒，可参与产程，与医护人员配合。再者，对产程时间影响较小，不会明显延长分娩时间。此外，还可以降低产妇应激反应，减少不必要的耗氧量，防止母婴代谢性酸中毒的发生，避免子宫胎盘血流减少，改善胎儿氧合状态。

可能出现的并发症及处理方法：常见的并发症有低血压、恶心、呕吐、头痛等。对于低血压，可通过调整产妇体位、加快输液速度等方法进行处理。恶心、呕吐可以给予止吐药物。头痛一般在产后数日内自行缓解，严重时可采取对症治疗。

2.其他药物性分娩镇痛方式

（1）笑气吸入法

笑气吸入法是相对较少使用的药物性分娩镇痛方法。笑气属于吸入性镇痛剂，由50％的笑气和50％的氧气混合而成。产妇在感觉到宫缩即将袭来时，将面罩紧贴口部，宫缩时做深呼吸吸入笑气。笑气通过抑制中枢神经系统的兴奋性及神经递质的释放和神经冲动的传导而产生镇痛作用，吸入后30～50s后产生镇痛作用。

笑气吸入法的适用范围主要是对疼痛耐受程度较低，但又不适合或不愿意接受椎管内麻醉的产妇。其优点包括：能令产妇身体明显放松，有助于子宫口的扩张，能有效缩短产程。笑气成分主要有氧气，含量达到50％，能增加母婴的血氧浓度；可能引发的并发症极少，适用人群范围广泛；操作简单，像吸氧一样，产妇可以自行实施；无创伤，且效果较好，其中75％左右的产妇认为有镇痛效果；笑气无色，微甜，无刺激性，起效和代谢速度快，不再继续吸入后几秒后效果即可消失；能帮助产妇在宫缩间隔休息，而且仍能保持清醒意识，主动去配合医护人员的工作。

然而，笑气吸入法也有局限性。首先，无法用于会阴部伤口的止痛。其次，每个人的镇痛效果有差别，部分人可能会有轻微的头晕、恶心等不适。再者，吸入时间不易把握，因为从吸入到真正发挥镇痛作用需要30～40s，所以只有在宫缩开始前30s吸入才能起效，否则没有作用。而且笑气容易导致呕吐，因此使用笑气镇痛的产妇在生产过程中禁止饮食，这不利于为产妇提供足够的体力。

（2）肌注镇痛药物法

肌注镇痛药物法也是一种药物性分娩镇痛方式。一般会选择肌注哌替啶等药物。其优点是镇静和止痛作用较强，对于一些对疼痛非常敏感的产妇可能有较好的效果。但其起效时间较短，且有可能对胎儿呼吸有影响，还可能导致产妇呕吐。用药时机也很重要，过早用药镇痛效果不理想，过晚用药又可能会出现新生儿呼吸抑制的问题。因此，这种方法在临床上相对较少使用。

五、产后麻醉相关并发症的预防与处理

（一）低血压的预防与处理

低血压的发生机制：足月产妇仰卧位时血压下降主要是由于妊娠子宫压迫下腔静脉，导致静脉回流降低及心排血量降低，从而出现"仰卧位低血压综合征"。许多麻醉药及椎管内麻醉产生的交感神经抑制作用可导致血管扩张，进一步降低静脉回流，加重低血压。

预防措施：对于剖宫产产妇，在区域麻醉前可输入晶体液或胶体液进行扩容。一般可输入 10ml/kg 的晶体液，但含糖液不应用于扩容，以免导致产妇和胎儿高血糖症及产后新生儿低血糖。也有人更喜欢用胶体液预扩容，因其血管内半衰期更长，但少数患者可能出现过敏反应，瘙痒发生率升高。同时，预防主动脉腔静脉压迫至关重要，可采取左侧倾斜手术台 15°~30°，或者在右臀下放置楔形物等措施，以缓解大多数孕妇的主动脉腔静脉压迫。

处理方法：当低血压发生后，麻醉医生应及时采取措施。首先可进行扩容，增加血管内容量；其次改变体位，缓解下腔静脉压迫；必要时给予血管加压药，如具有 α 和 β 作用的激动剂麻黄碱，可使子宫胎盘血流得以更好地恢复。

（二）困难插管的处理

产科麻醉中困难插管的风险：产科麻醉中呼吸道管理非常重要，大多数麻醉相关性死亡是由于困难气道导致的低氧血症。最常见的呼吸不良事件是插管失败。妊娠导致的体重增加、胸廓增大以及咽喉水肿等体格因素会增加气管内插管的难度。

处理措施：妊娠产妇插管失败时，应采取紧急情况下的应对策略和选择合适的插管工具。可参考产科患者困难气管插管的处理文档中的方法，如在面对困难插管或插管失败时，必须熟知有效的处理措施，保证有条不紊地解决问题。包括对产妇进行全面的呼吸道评估，准备好各种设备和用具，如最基本的麻醉器械应放置在伸手可得的位置，并定期检查其功能。在插管过程中，要注意头颈部位置摆放、环状软骨压迫操作等技术要点。若插管失败，应考虑早期插入（最好是第二代）声门上气道装置。

（三）胃内容物反流与误吸的预防与处理

发生机制：妊娠期间胃功能受到机械性刺激与激素的双重影响，导致胃排空延长、酸

性产物增加，胃食管反流发生率高。肺误吸是一种复杂的疾病，可导致化学性肺炎、细菌性肺炎或气道阻塞型肺不张，胃内容物中的盐酸成分可对支气管组织造成最严重的损伤。

预防措施：美国麻醉医师学会产科麻醉分会指南推荐产妇可在分娩期间直至麻醉诱导前2h内饮用适量的清凉液体。择期剖宫产的妇女进行麻醉或镇痛操作之前6~8h不应摄入固体食物。预防用药方面，可选择非特异性抗酸剂、H_2受体拮抗剂或多巴胺受体拮抗剂等。静脉内给予甲氧氯普胺可明显加快行择期剖宫产孕妇的胃排空，昂丹司琼是另一种常用于辅助预防误吸的止吐药。

诊断方法：诊断肺误吸时常比较困难，对有风险的患者应保持高度警惕。最明显的体征是口咽部存在胃内容物，尤其在应用喉镜检查时可见。患者可能会出现心动过速、青紫、哮鸣、呼吸急促、低血压及呼吸困难。胸部X线检查的典型表现为弥漫性片状浸润，患者表现出肺泡-动脉氧张力梯度增加及吸氧后亦无改善的低动脉血的血氧分压（PaO_2）。

处置方法：如果采用全麻，应当进行环状软骨压迫下快速顺序诱导直至确认插管。预吸氧的理想方法是使患者呼吸100%氧气或者按潮气量通气3min或者让易合作的患者在新鲜气体流量为5l/min时进行8次深呼吸，最好让肥胖患者处于头高位。诱导时使用丙泊酚是最佳选择，除非存在禁忌，琥珀酰胆碱因其快速起效及可创造良好的插管条件成为首选的肌松剂，至少需要0.6mg/kg的剂量才可进行插管。如果禁忌使用琥珀酰胆碱时，应用罗库溴铵＞0.6mg/kg作为替代。

治疗措施：如果患者发生中度至重度的误吸，或误吸了固体，应当立即应用带套囊的气管内导管进行插管。插管后，建议重复进行吸引以移除颗粒性物质。患者应当在足够的吸入氧浓度下进行至少8h的机械通气。不再推荐进行支气管肺泡灌洗和常规给予抗生素及类固醇治疗。持续监护患者的动脉血气、胸部X线及临床状态。

（四）椎管内麻醉剖宫产的神经并发症

危险因素：区域麻醉导致神经损伤的危险因素包括神经缺血（推测与应用血管收缩药或患者长时间低血压有关）、放置穿刺针或导管时损伤神经。另外，患者术中体位摆放不当、手术敷料包扎过紧及手术创伤造成的神经损伤也常常被归咎于区域麻醉。

影响因素：引起神经并发症的影响因素包括局麻药的毒性、患者体位、手术创伤等。虽然大多数临床浓度与剂量的局麻药不损伤神经，但是长期接触、大剂量及/或高浓度的局麻药可造成永久性神经损伤。局麻药浓度越高、脊神经接触药物时间越长则局麻药的毒性反应越强。

（五）并发症预防

术前评估与准备：对产妇进行全面的评估，包括身体状况病史、用药史、过敏史、禁食情况等，确定适合的麻醉方法。进行气道评估，包括插管困难、面罩通气困难、主动脉去神经或去分化（SAD）置入困难和颈前切开困难等。对于有困难气道者不应选择全麻快速诱导。

术中麻醉管理：密切监测产妇的生命体征，如心电图、血压、脉搏血氧饱和度、呼气末二氧化碳等，及时调整麻醉深度。预防误吸，严格遵守禁食水时间，避免呕吐物吸入肺部引起吸入性肺炎。与产科医生密切配合，确保手术的顺利进行。

术后护理与观察：密切观察患者的生命体征和并发症的发生情况，及时处理出现的问题。给予适当的镇痛和护理，促进患者的康复。

六、总结

孕产妇麻醉涵盖了妊娠期生理变化对麻醉的特殊要求，以及剖宫产手术、妊娠并发症、分娩镇痛和产后麻醉相关并发症的各个方面。通过对不同麻醉方法的介绍和分析，让读者了解到在剖宫产手术中，全身麻醉、椎管内麻醉和局部浸润麻醉各有其适应证和风险。同时，对于产后麻醉相关并发症，如低血压、困难插管、胃内容物反流与误吸、椎管内麻醉剖宫产的神经并发症以及其他并发症，本章也提出了相应的预防和处理措施。

通过对本章节的总结，我们可以看出，孕产妇麻醉是一个复杂而又重要的领域，需要麻醉医生具备丰富的知识和经验。在实际工作中，麻醉医生应根据孕产妇的具体情况，选择合适的麻醉方法，加强麻醉管理，预防和处理各种并发症，确保母婴的安全。

第八章　普外科手术麻醉

普外科涵盖了胃肠、肛肠、肝胆、甲状腺、乳腺、周围血管等多个领域，手术种类繁多，包括甲状腺手术、乳腺手术、周围血管手术、胃肠手术、腹壁手术、肝胆手术、肛肠手术等。例如，甲状腺手术有甲状腺腺瘤切除术、甲状腺大部切除术、甲状腺癌根治术等；乳腺手术如乳腺癌根治术、乳腺脓肿切开引流术、乳腺纤维瘤切除术等；周围血管手术有大隐静脉曲张高位结扎剥脱术、腹主动脉瘤腔内隔绝术等；胃肠手术如胃穿孔修补术、阑尾炎切除术、胃癌根治术、结肠癌根治术、肠粘连松解术等；腹壁手术如腹股沟疝修补术、切口疝修补术、腹壁肿瘤切除术等；肝胆手术如肝癌根治术、胆囊切除术、胆道探查结石取出术、脾切除术等；肛管直肠手术如痔外剥内扎术、肛瘘挂线术、肛周脓肿切开引流术、直肠癌根治术等；还有腹部外伤手术如胃肠道破裂修补术、肝破裂修补术等。

由于普外科手术的多样性和复杂性，麻醉方法的选择也需要根据具体情况进行。通常外科手术麻醉的方式，临床上一般常用的有椎管内麻醉、气管插管全麻、静脉麻醉和外周神经阻滞。椎管内麻醉也包括蛛网膜下腔阻滞、硬脊膜外阻滞和骶管阻滞。这些阻滞既可以单次的注药实施，也可以经导管间断地注药或持续地输注。椎管内麻醉极大地拓展了麻醉医生的技术范围，在合适的情况下，提供了除全身麻醉外的另一种选择，它既可以与全麻合并应用，还可以用于术后镇痛和急、慢性疼痛的治疗。周围神经阻滞的应用，现在在临床上不断地增多。它既可以作为基本的麻醉方法完成手术，也可以做全麻的辅助方法，还可以术前实施用于术后镇痛。尽管周围神经阻滞并非毫无风险，但对容易发生术后恶心、呕吐、恶性高热以及存在血流动力学损坏或病情严重不能耐受全麻的患者提供了一个新的选择。

本章将详细介绍普外科手术麻醉的特点、方法、液体与体温管理、肝胆胰手术麻醉要点以及腹腔镜手术麻醉的特殊要求与管理技巧。

一、腹部手术麻醉的特点与麻醉方法选择

（一）普外科手术的特点

1.手术种类繁多

普外科手术涵盖了多个领域，包括胃肠道手术、肝胆胰手术、腹腔镜手术等。不同类型的手术对麻醉的要求也各不相同。例如，胃肠道手术可能涉及胃、肠等多个器官，手术时间较长，对患者的生理功能影响较大；肝胆胰手术则需要更加精细的操作和麻醉管理，以确保患者的安全；腹腔镜手术具有创伤小、恢复快等优点，但对麻醉的要求也较高。

2.手术范围广泛

普外科手术可能涉及多个器官系统，手术范围广泛。这就要求麻醉医生在手术前对患者进行全面的评估，了解患者的病情和身体状况，制订合理的麻醉方案。例如，在进行腹部大型手术时，可能需要对患者的呼吸、循环、消化等多个系统进行监测和管理。

3.患者病情复杂

普外科患者病情复杂，可能伴有各种基础疾病。如高血压、糖尿病、心脏病等。这些基础疾病会增加手术的风险，也会对麻醉的选择和管理带来挑战。例如，对于伴有心脏病的患者，麻醉医生需要在手术前对患者的心脏功能进行评估，选择合适的麻醉方法，避免手术过程中出现心脏并发症。

4.手术时间较长

普外科手术时间较长，对患者的生理功能影响较大。长时间的手术会导致患者的体温下降、体液丢失、代谢紊乱等问题。因此，麻醉医生需要在手术过程中对患者进行有效的体温管理和液体管理，以维持患者的生理功能稳定。

（二）麻醉方法的选择

1.局部麻醉

局部麻醉适用于小范围手术，如体表肿物切除等。局部麻醉是将麻醉药物注射在身体局部，使神经传导功能暂时被阻断，让患者在手术过程中无疼痛感觉。常用的局部麻醉药有利多卡因、普鲁卡因等。局部麻醉的优点是操作简单、风险小、恢复快。但局部麻醉的麻醉效果有限，不适用于手术范围较大或患者疼痛耐受能力较差的情况。

2.区域阻滞麻醉

区域阻滞麻醉适用于四肢或腹部手术，要求患者一般情况较好，该种麻醉手术范围不是很广。区域阻滞麻醉是将麻醉药物注射在神经周围或椎管内，让神经传导功能被阻断，使患者在手术过程中无疼痛感。常用的区域阻滞麻醉方法有臂丛神经阻滞、腰丛神经阻滞、硬膜外阻滞等。区域阻滞麻醉的优点是麻醉效果好、对患者的生理功能影响小。但区域阻滞麻醉也有一定的风险，如有凝血功能障碍的患者不宜采用区域阻滞麻醉，因为在区域阻滞麻醉操作过程中容易触及相应的血管，如果患者伴有凝血功能障碍，很有可能会局部形成血肿，甚至压迫局部神经，导致神经并发症。对于这一类患者，一般采用全身麻醉，以保证手术和麻醉的顺利进行。

3.全身麻醉

全身麻醉适用于患者一般情况较差，手术范围广泛的情况。全身麻醉是通过吸入、静脉或肌肉注射等方式将麻醉药物输入体内，使中枢神经系统受到抑制，使患者全身无疼痛感。常用的全身麻醉药有丙泊酚、依托咪酯、芬太尼等。全身麻醉的优点是麻醉效果好、适用范围广。但全身麻醉也有一定的风险，如术后恶心、呕吐、呼吸抑制、苏醒延迟等。因此，在进行全身麻醉时，麻醉医生需要对患者进行全面的评估，选择合适的麻醉药物和麻醉方法，以确保患者的安全。

4.复合麻醉

复合麻醉是将局部麻醉与其他麻醉方法相结合，以达到最佳的麻醉效果。复合麻醉的特点是药物用量较多，作用于患者的不同部位，且各有侧重，有时还需配合其他辅助药物，以获得满意的麻醉效果。例如，在进行腹部手术时，可以采用硬膜外麻醉联合静脉全身麻醉的方法。这种方法可以减少全身麻醉药物的用量，降低术后恶心呕吐、呼吸抑制等并发症的发生率，同时还可以提供良好的术后镇痛效果。

二、胃肠道手术麻醉期间的液体与体温管理

（一）液体管理

1.术前评估

在胃肠道手术前，对患者进行全面的水、电解质平衡情况评估至关重要。这不仅有助

于了解患者的身体基础状态，还能为手术风险的预判提供重要依据。通过详细询问患者的病史、近期饮食和饮水情况，结合实验室检查结果，如血液电解质水平、肾功能指标等，可以较为准确地判断患者的水、电解质平衡状态。例如，若患者出现低钠血症，可能提示存在脱水或肾脏功能异常，这将增加手术的风险，需要在术前进行适当的调整和干预。

2. 术中补液

胃肠道手术的术中补液需要根据手术类型、患者体重、失血情况等因素进行精确计算。对于较为复杂的胃肠道手术，手术时间较长，患者的体液丢失量相对较大，需要及时补充足够的液体以维持血容量稳定。一般来说，手术患者补液量为每千克体重每小时补液4~6ml，但对于复杂的胃肠道手术，需根据具体情况进行调整。例如，对于一名70kg的患者进行大型胃肠道手术，若手术时间预计为4h，根据手术类型和失血情况评估，可能需要的补液量为1120~1680ml。在计算补液量时，还需考虑患者的失血情况，若术中失血较多，需要及时补充胶体液或血液制品以恢复血容量。

3. 液体种类选择

晶体液和胶体液在胃肠道手术中的合理搭配是关键。晶体液如生理盐水、乳酸林格氏液等，价格相对便宜，能迅速补充细胞外液，纠正水电解质紊乱。但晶体液在血管内停留时间较短，容易引起组织水肿。胶体液如白蛋白、羟乙基淀粉等，具有较高的胶体渗透压，能在血管内停留较长时间，维持血容量稳定。

4. 目标导向液体治疗

目标导向液体治疗是通过监测特定指标来指导输液，以优化组织灌注。在胃肠道手术中，通过监测每搏量变异等指标来调整输液量和速度。例如，当每搏量变异较大时，提示患者可能存在血容量不足，需要及时补充液体；当每搏量变异在正常范围内时，则可以适当减少输液量。这种个体化的输液方案能够避免过度输液或输液不足，提高手术的安全性和患者的预后。

（二）体温管理

1. 低体温的危害

胃肠道手术中，低体温会给患者带来诸多风险，增加手术风险，影响患者预后。低体温可能导致患者的凝血功能出现异常，影响血小板的功能，使其在手术过程中无法发挥正常的止血作用，增加手术出血的风险。同时，低体温对止血药物的效果也会产生负面影响，延长手术时间。此外，低体温可能引起寒战反应，尤其是在全身麻醉的患者中更为常见。如果患者的寒战得不到有效控制，将会进一步影响麻醉复苏，并可能导致患者在手术后出现氧供需失衡现象。对心血管系统也会产生不良影响，可能导致心律失常和血压波动等。对于老年人或心功能不全的患者来说，这种影响可能更为严重。

2.预防低体温的措施

为了预防低体温的发生，可以采取多种措施。首先，使用保温设备是有效的方法之一。适当提高室内温度，一般将室温维持在22℃～26℃，对患者的保护具有积极的意义。在手术过程中，可使用保温毯，通过热传导可提高患者的体温。对于患者输注的液体和血制品进行加温，使液体或血制品温度维持在36℃左右，可有效预防手术患者术中低体温的发生。在胃肠外科腹腔镜手术中，麻醉、环境温度、输血输液、手术时间、个体差异、腔镜术中二氧化碳气腹等因素可导致患者体温降低。可以采取输入液体预先加热、调整室温、使用保温毯、腹腔镜手术使用加温的二氧化碳建立气腹等一系列保温措施，可明显降低手术患者术中低体温的发生率。例如，术前调节好的室温保持在24℃左右，术前将变温毯开关打开，患者入室后睡在可调节温度的水毯上，使用加温的消毒液消毒手术区域，对二氧化碳气腹进行加温，输入复温的库血、液体等。

三、肝胆胰手术麻醉的要点与并发症预防

（一）肝胆胰手术的麻醉特点

1.生理功能重要

肝胆胰在人体中发挥着至关重要的作用，参与营养物质的消化、吸收、代谢，合成血浆蛋白和凝血因子，清除有毒物质和致病性微生物，参与机体免疫功能，分泌多种激素以调节消化系统和全身生理机能。一旦肝胆胰发生疾病，必然导致相应的生理功能紊乱及全身营养状态恶化。

2.病情复杂

患者可能伴有肝硬化、黄疸、肝损害等多种复杂情况。例如，肝硬化患者可能出现门静脉高压症，其主要病理生理改变包括肝硬化及肝损害、高动力型血流动力学改变、出凝

血机能改变、低蛋白血症、脾功能亢进、氮质血症等。黄疸患者可能存在胆道疾病多伴有感染、梗阻性黄疸和肝损害，需要注意肝肾功能的维护、出凝血异常及自主神经功能紊乱的防治。

3.手术风险高

手术范围广泛，可能涉及大血管和重要器官。肝胆胰手术操作空间狭小，技术要求高，手术可能导致大量出血、胰瘘、腹腔感染等严重并发症，甚至危及生命。

（二）麻醉要点

1.术前评估

全面了解患者的肝功能、凝血功能、营养状况等是肝胆胰手术麻醉的重要环节。具体包括患者的年龄、性别、身高、体重、现病史、既往史、吸烟饮酒情况、既往手术方式和手术类型等。同时，实验室检查如血常规、尿常规、心电图、胸部 X 光线、肝功能酶学指标、胆红素代谢指标、蛋白质代谢指标以及吲哚菁绿清除试验、肝脏超声检查、肝活检等特殊监测技术也必不可少。对于肝功能的评估，目前认为血浆蛋白特别是白蛋白含量以及胆红素是比较敏感的指标，结合临床表现，可作为术前评估肝损害的程度指标。此外，还需重点评估患者的心血管功能、睡眠呼吸暂停综合征、张口度、肾功能等，根据手术情况进行个体化评估。

2.麻醉选择

根据患者病情和手术要求选择合适的麻醉方法。对于肝胆胰手术，可选择全身麻醉、硬膜外阻滞麻醉或全身麻醉联合硬膜外阻滞麻醉等。全身麻醉适用于患者一般情况较差，手术范围广泛的情况，通过吸入、静脉或肌肉注射等方式将麻醉药物输入体内，使中枢神经系统受到抑制，患者全身无疼痛感觉。硬膜外阻滞麻醉适用于四肢或腹部手术，要求患者一般情况较好，该种麻醉手术范围不是很广。有出血倾向的肝病患者，尤其是脾亢血小板低者，这类患者的外周神经对麻药的耐受性并未降低，如果麻醉用量未改变，分解减慢，尤其是低蛋白血症者，容易增加局麻药离解，中毒概率就会加大。同时，硬膜外阻滞交感神经相对更迷走神经兴奋，而黄疸也使迷走神经占优势，故术中易发生迷走反射，需注意监测。肝脏患者的循环代偿能力差，硬膜外阻滞后血压易下降，对输液和升压的反应差。低血压时间长，会使肝缺血损害，用血管收缩药又易引起肝血管收缩。所以，上腹部手术建议不用硬膜外阻滞。

3.术中管理

术中应维持血流动力学稳定，保护肝脏功能。重点在于维持良好的肝血流灌注以保持肝氧供耗比正常，避免低血压、低氧、低碳酸血症对肝脏的缺血性损害。具体措施包括持续监测患者的生命体征、肝功能指标及麻醉深度，如动脉压、中心静脉压、肺动脉压、脉搏血氧饱和度（$SaPO_2$）、尿量、血气分析等。肝硬化患者存在不同程度的动脉氧饱和度下降，主要是由于肺内分流，腹水引起低位肺区通气血流比例失调。应维持良好通气，防止低氧血症，动脉直接测压有利于肝功能不良患者进行血压监测和抽取血标本。建立中心静脉通路既可测定中心静脉压，又可用于给药。针对肝功能严重受损的患者可考虑肺动脉置入漂浮导管，因其病理生理学类似脓毒血症状态，血管张力低下导致体循环压力降低和高动力性循环。肺动脉置管有利于确定低血压的原因，通过指导容量替代治疗和血管活性药物支持治疗。此外，术中还应进行生化检查〔包括血糖、血钙、血细胞比容、凝血酶原时间（PT）、血浆凝血酶时间（PTT）、血小板计数、纤维蛋白原、D-二聚体等〕，当长时间手术、大量失血或怀疑弥散性血管内凝血（DIC）时更为必要。

（三）并发症预防

1.出血

做好术前准备，纠正凝血功能异常，有出血倾向者可给予维生素K等止血药，以纠正出凝血时间和凝血酶原时间。如是由系干细胞合成第Ⅴ因子功能低下所致，麻醉前应输新鲜血或血浆。术中应密切监测，及时处理出血，可预防性应用抗纤溶药物，如术中渗血多，可用维生素K_1、止血剂合纤维蛋白原和凝血酶原复合物。

2.肝功能不全

避免使用对肝脏有毒性的药物，如氟烷等。选择肝脏代谢较少的麻醉药物，如丙泊酚、瑞芬太尼等，减少肝脏负担。根据患者肝功能情况调整药物剂量，对于肝功能不全的患者，应减少麻醉药物的用量，避免药物蓄积导致肝毒性反应。术后监测肝功能指标，如肝功能酶学指标、胆红素代谢指标、蛋白质代谢指标等，及时发现并处理肝功能不全。

3.感染

严格遵守手术操作规范，预防术后感染。术前1~2 d应用抗生素治疗，抑制肠道细菌，减少术后感染。术后给予患者有效的镇痛治疗，严格执行无菌操作规范，合理使用抗生素预防感染的发生。同时加强术后伤口护理和定期换药，根据患者营养状况和需求，制订合理的营养支持方案，包括肠内营养和肠外营养途径的选择和调整。

四、腹腔镜手术麻醉的特殊要求与管理技巧

（一）特殊要求

1.对肌肉松弛要求高

为了保证手术操作空间，腹腔镜手术需要在腹腔内充入二氧化碳建立气腹，为外科医生提供良好的手术视野和操作空间。这就要求患者的肌肉处于高度松弛的状态，以避免腹腔内压力过高影响手术操作，这样能同时减轻患者术后疼痛，降低术后死亡率。临床上应达强直刺激后计数（PTC）=1或2，或者达到四联刺激（TOF）=0，以确保手术顺利进行。

2.二氧化碳气腹的影响

可能导致呼吸和循环功能改变。二氧化碳气腹会对患者的呼吸和循环系统产生一系列影响。在呼吸方面，气腹使腹腔内压力增加，膈肌上抬，胸廓和肺顺应性降低，肺泡通气量减少，导致通气功能改变。同时，二氧化碳通过腹膜快速吸收，可引起高碳酸血症。在循环方面，高腹内压使静脉回流减少，回心血量减少，心脏前负荷降低，心排血量减少；二氧化碳吸收使二氧化碳分压升高，导致高碳酸血症，可引起交感神经兴奋，儿茶酚胺释放、肾素-血管紧张素系统激活、抗利尿激素释放，血管张力增加，心脏后负荷增加，心排血量减少。此外，特殊体位、迷走神经反射亢进等也会影响循环功能。

3.全麻的必要性

腹腔镜手术一般需要全身麻醉，原因主要有以下几点。首先，手术对肌肉松弛要求高，全身麻醉可以更好地控制肌肉松弛程度，为手术提供良好的操作空间。其次，手术过程中需要建立二氧化碳气腹，全麻可以确保患者在手术过程中无疼痛感觉，避免患者出现麻醉药品减轻或者疼痛的危害。再者，全麻是比较安全可靠的，避免在手术过程中患者出现身体不适和疼痛感。对人的内脏器官疾病进行腹腔镜手术时，全麻可以有效避免出现手术之后身体不适和疼痛感，且全麻相对来说安全可靠，避免出现严重的并发症，影响到手术的效果。

（二）管理技巧

1. 术前准备

评估患者的心肺功能，了解有无全麻禁忌。腹腔镜手术患者的术前评估主要判断患者对人工气腹的耐受性；对于心脏病患者应考虑腹内压增高和体位要求对血流动力学的影响；肾功能不全的患者应加强血流动力学管理，并避免应用有肾毒性的麻醉药物；对呼吸功能不全的患者应用腹腔镜手术更具优势，但术中管理难度加大。术前用药应选择快速起效和代谢快的药物以适应于腹腔镜手术术后恢复快的特点，术前应用非甾体抗炎药有利于术后镇痛，可乐定等能减轻术中的应激反应。此外，还应进行术前检查，如对阴道分泌物、宫颈的刮片检查以及心电图、胸片、凝血功能等多种检查项目；进行肠道准备，如清洁灌肠或者是使用促排泄的药物，使肠道干净；术前导尿、术区备皮，并且术前如果使用抗生素，应该做抗生素的试敏，带入手术室内。同时，术前医生要对患者进行心理开导，消除恐惧、紧张的情绪。手术前夜可以给予镇静剂以保证患者有良好的睡眠。手术前 8～12 h 应该开始禁食，术前 4 h 开始禁水，这是由于腹腔镜手术是在全麻下进行的，全身麻醉需要气管插管，并且需要严格的空腹，如果胃内容物较多，就会引起恶心或者是误吸，出现影响麻醉的情况。

2. 术中监测

监测呼吸、循环、血气分析等指标。术中监测主要包括血压、心率、心电图、脉搏血氧饱和度（SpO_2）、$PETCO_2$。$PETCO_2$ 监测在腹腔镜手术中尤其重要，一方面可以避免术中高二氧化碳血症的发生，另一方面在有大量气栓发生时，$PETCO_2$ 相比其他常规监测手段更易早发现。心血管功能不稳定的患者，需中心静脉压和肺动脉压监测，必要时监测血气，因有心脏或肺疾病的患者 $PETCO_2$ 和动脉血二氧化碳分压（$PaCO_2$）可能存在较大差异。体温监测在腹腔镜手术中有特别的意义，二氧化碳在腹内的湿化是个吸热过程，在气腹过程中会通过腹膜吸收大量热量，尤其在长时间的腹腔镜手术中对体温的影响更加明显。

3. 术后管理

预防恶心、呕吐、疼痛等并发症。腹腔镜手术术后对循环的干扰可持续至术后，包括外周阻力升高和循环高动力状态，这些变化对心脏病患者有较大影响。呼吸的干扰也可持续到术后，包括高 CO_2 和低氧状态，所以要常规吸氧。术后另一常见问题是恶心、呕吐发生率较高，应加强预防和处理。术后疼痛主要为内脏性疼痛，如胆囊切除术后有胆道痉挛性疼痛，输卵管手术后有盆腔痉挛性疼痛，肩部疼痛不适多与膈肌受牵拉有关。利用疼痛治疗方法一般均有效，包括镇痛药、非甾体类抗炎药和硬膜外阻滞等。在手术结束时主动吸引膈下残余气体相比自然排气能够显著减轻术后引起的肩部疼痛和腹部疼痛，同时减少了术后镇痛药的使用量。

五、总结

普外科手术麻醉是一项复杂而重要的工作，需要麻醉医生根据患者的病情和手术要求，选择合适的麻醉方法，并进行有效的麻醉管理。在胃肠道手术中，要重视液体与体温管理；在肝胆胰手术中，要掌握麻醉要点，预防并发症；在腹腔镜手术中，要了解特殊要求，运用管理技巧。只有这样，才能确保手术的顺利进行，提高患者的预后效果。

普外科手术涵盖多个领域，手术种类繁多、范围广泛，患者病情复杂且手术时间较长，这对麻醉提出了很高的要求。不同类型的手术需要选择合适的麻醉方法，如局部麻醉、区域阻滞麻醉、全身麻醉和复合麻醉等。在胃肠道手术中，液体管理和体温管理至关重要。术前要评估患者的水、电解质平衡情况，术中根据手术类型、患者体重和失血情况精确计算补液量，并合理选择晶体液和胶体液。目标导向液体治疗能优化组织灌注，提高手术安全性和患者的预后效果。在体温管理方面，低体温会增加手术风险，影响患者预后，可通过使用保温设备、加温液体和血制品等措施预防低体温的发生。

肝胆胰手术具有生理功能重要、病情复杂和手术风险高等特点。麻醉要点包括术前全面评估患者的肝功能、凝血功能和营养状况等，选择合适的麻醉方法，如全身麻醉、硬膜外阻滞麻醉或全身麻醉联合硬膜外阻滞麻醉等，并在术中维持血流动力学稳定，保护肝脏功能。并发症预防措施包括做好术前准备，纠正凝血功能异常；避免使用对肝脏有毒性的药物；严格遵守手术操作规范，预防术后感染等。

腹腔镜手术麻醉有特殊要求，由于手术需要足够的手术空间，因此对肌肉松弛程度要求较高，一般需要全身麻醉。管理技巧包括术前评估患者的心肺功能，了解有无全麻禁忌；术中监测呼吸、循环、血气分析等指标；术后预防恶心、呕吐、疼痛等并发症。

总之，普外科手术麻醉需要综合考虑患者的病情、手术类型和麻醉方法的特点，进行个体化的麻醉管理，以确保手术的顺利进行和患者的安全。

第九章　骨科手术麻醉

随着医学技术的不断发展，骨科手术的种类和复杂性日益增加，对麻醉的要求也越来越高。骨科手术麻醉不仅要确保患者在手术过程中无痛、安全，还要考虑到患者的特殊情况，如年龄、并发症等，以选择最合适的麻醉方法和术后镇痛方案。本章将详细介绍骨科手术麻醉的各个方面，包括四肢骨折手术麻醉、脊柱手术麻醉、关节置换手术麻醉以及神经阻滞技术在骨科手术中的应用。

一、四肢骨折手术麻醉的方法与注意事项

（一）上肢骨折手术麻醉

上肢骨折手术麻醉一般采用臂丛神经阻滞麻醉，臂丛神经由颈5~8和胸1神经的前支组成，主要支配上肢的感觉和运动。臂丛神经阻滞麻醉是将局部麻醉药注射到臂丛神经周围，使其暂时失去传导功能，从而达到上肢手术无痛的目的。

操作方法：根据不同情况，臂丛神经阻滞麻醉有多种方法。如肌间沟法，是肩部和上臂手术的首选麻醉方法。患者去枕平卧，头偏向对侧，患侧肩下垫薄枕，上肢紧贴身旁。在锁骨上方胸锁乳突肌后缘触及前、中斜角肌与肩胛舌骨肌共同形成的一个三角形间隙，三角形底边处可触及锁骨下动脉搏动，穿刺点即相当于环状软骨边缘第六颈椎水平。常规消毒皮肤、铺无菌巾。左手食指固定皮肤，右手持7号注射针头，垂直皮肤刺入此沟，略向下向后方（约C_5横突）推进，穿过浅筋膜后有脱空感。若同时患者有异感则为较可靠的标志，若无异感，亦可缓慢进针，直达C_6横突，稍稍退针，接局麻药液注射器，回抽无血液，无脑脊液，无大量气体，即可注入局麻药15~25ml（成人）。不宜同时进行两侧阻滞。

腋路法适用于上臂下1/3以下部位手术或骨折手术复位，以手、腕和前臂尺侧部手术

为首选。患者平卧去枕，患肢外展90°，屈肢90°，手背贴床且靠近头部行军礼状，完全显露腋窝，在腋窝处摸到腋动脉搏动，腋动脉搏动最高点为穿刺点。常规消毒，铺无菌巾。左手固定腋动脉，右手持7号注射针头，垂直刺入皮肤，斜向腋窝方向，针与动脉夹角20°，缓慢进针，直到有筋膜脱空感，针头随动脉搏动摆动或出现异感，左手固定针头，右手接预先备好的局麻药液注射器，回抽无血，注入局麻药20～40ml。注射完毕腋部可出现一梭状包块，证明局麻药注入腋鞘内，按摩局部，帮助药物扩散。

锁骨上法：患者仰卧，患侧肩下垫一薄枕，头转向对侧，皮肤常规消毒铺巾。在锁骨中点上约1cm处用局麻药做皮丘，用61/2号3.5cm注射针头向内、后、下方向进针寻找第一肋骨，进针1～3cm可刺中该肋，沿肋骨找到异感。无异常出现可沿肋骨扇形注药。

注意事项：臂丛神经阻滞麻醉可能会出现局麻药中毒、神经损伤等并发症。因此，在操作过程中要严格控制局麻药的剂量和浓度，避免误注入血管。同时，要密切观察患者的生命体征和上肢感觉运动变化，及时发现并处理并发症。目前多在超声引导下进行阻滞，比较常用的是肌间沟法。肌间沟法是将超声探头放置在阻滞侧的胸锁乳突肌外侧缘，识别前中斜角肌后，臂丛神经即为走行其间的类圆形低回声影像，然后在引导下穿刺注药即可。臂丛神经阻滞麻醉有两种方式，一种是肌间沟，一种是腋路。肌间沟一般选择前中斜角肌的间隙为穿刺点，进针以后要询问患者上肢是否有异感，如果患者出现异感，立即给局麻药，边推药边回吸，以免发生局麻药中毒反应。腋路时要选择腋动脉搏动最强的位置，从腋动脉旁进针寻找异感，有异感再推药，边推药也要边回吸，还要询问患者是否有耳鸣、眼花的症状，神经阻滞麻醉术中都需要给一些静脉辅助药，以减少患者术中焦虑，出现不适的感觉。

（二）手指骨折手术麻醉

手指骨折手术麻醉可以采取指根神经阻滞麻醉，指根神经阻滞麻醉是将局部麻醉药注射到手指根部的神经周围，使其暂时失去传导功能，从而达到手指手术无痛的目的。

操作方法：患者取座位或仰卧位，手掌向上。麻醉医生在患者手指根部两侧定位指神经，然后使用细针进行穿刺，将局部麻醉药缓慢注入指神经周围。

指根神经阻滞麻醉注意事项：指根神经阻滞麻醉可能会出现局麻药中毒、手指缺血等并发症。因此，在操作过程中要严格控制局麻药的剂量和浓度，避免误注入血管。同时，要密切观察患者手指的颜色、温度和感觉变化，及时发现并处理并发症。指根神经阻滞麻醉一般适用于手指因外伤有伤口需要清创缝合，或患者有手指化脓感染等病变需要切开排脓的患者。指根神经阻滞麻醉其实一般不需要麻醉医生参与，都是由手外科医生进行操作。

麻醉实施注意事项：注射麻醉药物时，也就是局部麻醉药物时，一定要注意避开血管，以免刺破血管引起血肿或者药物进入血管而发生意外，注意局麻药的中毒反应，局部麻醉药量不宜过大，以免使手指根部组织张力过高，影响手指血液的供应；麻醉药不宜加入肾上腺素，肾上腺素有收缩血管的作用，以免引起组织缺血；其他的一些麻醉操作或者外科手术操作一样，在指根神经阻滞时，一定要严格无菌操作，以防感染。指根神经阻滞麻醉术一般适用于手指因外伤有伤口需要清创缝合，或患有手指化脓感染需要切开排脓的患者。

（三）下肢骨折手术麻醉

1.腰麻

如果手术时间较短，可以采取腰麻，也就是蛛网膜下腔麻醉。腰麻是将局部麻醉药注入蛛网膜下腔，使脊神经根受到阻滞，从而达到下肢手术无痛的目的。

操作方法：患者取侧卧位，背部与床面垂直，头部向胸部弯曲，双腿尽量向腹部弯曲。麻醉医生在患者腰椎间隙定位，然后使用穿刺针进行穿刺，将局部麻醉药缓慢注入蛛网膜下腔。

注意事项：腰麻可能会出现低血压、恶心、呕吐、头痛等并发症。因此，在操作过程中要严格控制局麻药的剂量和浓度，避免误注入血管。同时，要密切观察患者的生命体征和下肢感觉运动变化，及时发现并处理并发症。

2.硬膜外麻醉

如果手术时间较长则采取连续硬膜外麻醉。连续硬膜外麻醉是将局部麻醉药注入硬膜外腔，使脊神经根受到阻滞，从而达到下肢手术无痛的目的。

操作方法：患者取侧卧位，背部与床面垂直，头部向胸部弯曲，双腿尽量向腹部弯曲。麻醉医生在患者腰椎间隙定位，然后使用穿刺针进行穿刺，将导管插入硬膜外腔，通过导管持续注入局部麻醉药。

注意事项：连续硬膜外麻醉可能会出现硬膜外血肿、感染、神经损伤等并发症。因此，在操作过程中要严格遵守无菌操作原则，避免误穿硬脊膜。同时，要密切观察患者的生命体征和下肢感觉运动变化，及时发现并处理并发症。硬膜外麻醉并发症比较多，轻微的会有腰酸背痛，伴有恶心、呕吐、低血压、窦性心动过缓，严重的情况下会产生休克，有的也会出现椎管内粘连，神经根损伤以后，导致下肢运动功能障碍和感觉障碍。有的还会出现硬膜外血肿，压迫脊髓以后导致截瘫，甚至患有马尾综合征，严重的会出现全脊麻导致患者休克，心跳、呼吸骤停。硬膜外麻醉最常见的并发症还是局麻药的毒性反应，一般是由于局麻药的用量过大，超过了最高限量或是由于局麻药渗入血管内造成的。其他常见的并发症包括脊神经的损伤、全脊髓麻醉、导管断裂、硬膜外血肿、脑脊液漏、术后头痛等，虽然出现的概率不大，但一旦出现，就会对患者的生命安全和生活质量造成不良的影响，因此硬膜外麻醉一定要按照规程进行操作，尽量避免这些并发症的出现。硬膜外麻醉并发症，主要包括术中并发症和术后并发症两类。术中并发症主要包括：全脊椎麻醉、局麻药毒性反应、血压下降、呼吸抑制及恶心、呕吐。术后并发症主要包括：神经损伤、硬膜外血肿、脊髓前动脉综合征、硬膜外脓肿。硬膜外麻醉其禁忌证为：凡患者有穿刺点皮肤感染、凝血机制障碍、休克、脊柱结核或严重畸形、中枢神经系统疾患等。对老年、妊娠、贫血、高血压、心脏病、低血容量等患者应非常谨慎，减少用药剂量，加强患者管理。

（四）注意事项

1. 术前评估

在进行四肢骨折手术麻醉前，麻醉医生要对患者进行全面的术前评估，包括患者的年龄、体重、并发症、过敏史等。同时，要对患者的骨折部位、程度、手术方式等进行详细了解，以选择最合适的麻醉方法。此外，心脏功能、呼吸系统功能、肝肾功能也是需要重点评估的内容。

2. 术中管理

在四肢骨折手术过程中，麻醉医生要密切观察患者的生命体征和手术进展情况，及时调整麻醉药物的剂量和浓度。同时，要注意预防和处理各种并发症，如低血压、恶心、呕吐、心律失常等。

3. 术后镇痛

四肢骨折手术后，患者往往会出现不同程度的疼痛。因此，麻醉医生要根据患者的情况制订合理的术后镇痛方案，如使用镇痛泵、口服药物、局部神经阻滞等，以减轻患者的疼痛，促进患者的康复。

二、脊柱手术麻醉的风险评估与麻醉技术应用

（一）风险评估

1.患者病情评估

（1）脊柱畸形程度

不同程度的脊柱畸形对麻醉的要求各异。轻度畸形可能对呼吸和循环功能影响较小，而严重畸形如侧弯、后凸、前凸等可能显著影响患者的呼吸和循环功能，增加麻醉风险。例如，严重脊柱侧弯可能导致胸廓变形，影响肺的通气和换气功能，进而影响麻醉时的呼吸管理。

（2）呼吸功能

评估患者的肺活量、呼吸频率等指标至关重要。脊柱手术可能干扰呼吸功能，尤其对于有呼吸系统疾病的患者，麻醉风险更高。如有慢性阻塞性肺疾病的患者，其肺功能本身就受损，手术和麻醉可能进一步加重呼吸负担，导致低氧血症、高碳酸血症等并发症。

（3）心血管功能

血压、心率等心血管功能指标的评估不可忽视。脊柱手术可能引起心血管系统变化，如血压波动、心律失常等。例如，手术操作可能刺激交感神经，导致血压升高、心率加快；而长时间的手术和失血可能导致血容量不足，引起低血压。

（4）神经功能

评估患者的感觉、运动功能等神经状况是必要的。脊柱手术可能损伤神经功能，麻醉医生需在术前掌握患者的神经功能状态，以便术中及时发现并处理神经损伤。例如，对于术前已有神经压迫症状的患者，手术过程中需要更加谨慎地操作，避免加重神经损伤。

（5）并发症

评估患者是否合并糖尿病、高血压、心脏病等其他疾病。并发症会增加麻醉风险，麻醉医生要在术前对这些并发症进行评估和控制。例如，糖尿病患者可能存在血糖控制不佳、周围神经病变等问题，需要调整胰岛素用量，预防手术期间的高血糖或低血糖；高血压患者需要控制血压，避免手术过程中的血压剧烈波动。

（6）麻醉史

了解患者是否有麻醉史，包括过敏反应、不良反应等。麻醉史对麻醉的选择和管理有重要的参考价值。例如，患者曾对某种麻醉药物过敏，在本次手术中应避免使用该药物。

2.麻醉方式选择

（1）全身麻醉

适用于严重脊柱畸形患者，可降低手术风险。全身麻醉能使患者完全失去意识和感觉，便于手术操作。通过气管插管和机械通气可保证患者的呼吸功能，同时通过监测和调控患者的心血管功能降低手术风险。例如，在复杂的脊柱畸形矫正手术中，全身麻醉可以确保患者在手术过程中保持安静，避免因疼痛或不适而移动身体，影响手术操作。

（2）局部麻醉

适用于轻度脊柱畸形患者，可减少麻醉风险。局部麻醉使患者在清醒状态下接受手术，减少全身麻醉的并发症。同时，局部麻醉对患者生理功能的干扰较小，有利于术后恢复。例如，在一些小型的脊柱手术中，局部麻醉可以让患者在手术过程中保持清醒，及时反馈手术部位的感觉，降低神经损伤的风险。

（3）神经阻滞麻醉

适用于特定部位手术，可降低麻醉风险。将局部麻醉药注射到支配手术部位的神经周围，使其暂时失去传导功能，实现手术无痛。神经阻滞麻醉对患者全身生理功能的干扰小，降低了麻醉风险。例如，在脊柱的某些特定部位手术中，神经阻滞麻醉可以精准地阻断手术区域的神经传导，减少对其他部位的影响。

（4）联合麻醉

适用于复杂脊柱畸形患者，可提高手术安全性。将两种或两种以上的麻醉方法结合使用，以达到更好的麻醉效果和降低麻醉风险的目的。例如，全身麻醉联合硬膜外麻醉可以同时保证患者的呼吸和循环功能，降低手术风险。在一些大型的脊柱手术中，联合麻醉可以充分发挥各种麻醉方法的优势，提高手术的安全性。

3.麻醉并发症预防

（1）术前评估

全面了解患者病情，制订合适的麻醉方案。术前评估是预防麻醉并发症的重要环节，麻醉医生要对患者进行全面的术前评估，包括病情、并发症、麻醉史等，制订合适的麻醉方案。例如，对于有心血管疾病的患者，在术前评估中要重点关注心脏功能，调整麻醉药物的选择和剂量，以降低心血管并发症的风险。

（2）术中监测

实时监测患者生命体征，及时发现并处理异常情况。术中监测是预防麻醉并发症的关键环节，麻醉医生要通过心电图、血压、呼吸频率、血氧饱和度等监测手段实时监测患者的生命体征，及时发现并处理异常情况。例如，在手术过程中，若发现患者血压突然下降，应立即查找原因，如是否有出血、麻醉过深等，并采取相应的措施进行处理。

（3）术后护理

加强术后护理，预防感染、出血等并发症。术后护理是预防麻醉并发症的重要环节，麻醉医生要加强对患者的术后护理，预防感染、出血等并发症的发生。例如，术后要密切观察患者的伤口情况，及时更换敷料，预防感染。同时，要注意观察患者是否有出血迹象，如伤口渗血、血尿等。

（4）药物选择

合理选择麻醉药物，避免药物过敏、中毒等并发症。药物选择是预防麻醉并发症的重要环节，麻醉医生要根据患者的病情和手术需要合理选择麻醉药物，避免药物过敏、中毒等并发症的发生。例如，对于有过敏史的患者，要避免使用可能引起过敏的麻醉药物；对于肝肾功能不全的患者，要选择对肝肾功能影响较小的麻醉药物。

（二）麻醉技术应用

1.麻醉诱导

（1）麻醉前准备

详细了解患者病情，制订合适的麻醉方案。麻醉前准备是麻醉诱导的重要环节，麻醉医生要详细了解患者的病情、并发症、麻醉史等，制订合适的麻醉方案。同时，要准备好麻醉机、监护仪、气管插管设备、急救药品等。例如，在术前访视中，麻醉医生要与患者进行充分的沟通，了解患者的心理状态和对手术的担忧，给予必要的心理支持；同时，要检查麻醉设备和药品是否齐全，确保在麻醉过程中能够及时应对各种情况。

（2）麻醉药物选择

根据患者病情和手术需求选择合适的麻醉药物。麻醉药物的选择要考虑患者的病情、手术需求、年龄、体重等因素。例如，对于有呼吸系统疾病的患者，要选择对呼吸功能影响较小的麻醉药物；对于老年患者，要选择代谢较慢、副作用较小的麻醉药物。在脊柱手术中，常用的麻醉药物有丙泊酚、瑞芬太尼、顺式阿曲库铵等。

（3）麻醉诱导方法

采用合适的麻醉诱导方法，如静脉麻醉、吸入麻醉等。麻醉诱导方法的选择要根据患者的病情、手术需求、年龄、体重等因素进行综合考虑。例如，对于患有心血管疾病的患者，要选择对心血管功能影响较小的麻醉诱导方法；对于儿童患者，要选择易于接受、副作用较小的麻醉诱导方法。静脉麻醉是常用的麻醉诱导方法之一，通过静脉注射麻醉药物，使患者迅速进入麻醉状态。吸入麻醉则是通过呼吸道吸入麻醉气体，使患者逐渐失去意识。

（4）麻醉监测

实时监测患者生命体征，确保麻醉安全。麻醉监测是麻醉诱导的重要环节，麻醉医生要通过心电图、血压、呼吸频率、血氧饱和度等监测手段实时监测患者的生命体征，确保麻醉安全。例如，在麻醉诱导过程中，要密切观察患者的心率、血压、呼吸等指标，及时调整麻醉药物的剂量，防止出现低血压、心动过缓等并发症。

2.麻醉维持

（1）麻醉药物的选择

根据患者病情和手术需求选择合适的麻醉药物。麻醉药物的选择要根据患者的病情、手术需求、年龄、体重等因素进行综合考虑。例如，对于手术时间较长的患者，要选择代谢较慢、作用时间较长的麻醉药物；对于需要保持肌肉松弛的患者，要选择合适的肌肉松弛剂。在脊柱手术中，常用的麻醉维持药物有七氟烷、瑞芬太尼、顺式阿曲库铵等。

（2）麻醉剂量的控制

根据患者体重、年龄、身体状况等因素精确控制麻醉剂量。麻醉剂量的控制要根据患者的体重、年龄、身体状况等因素进行精确计算，避免麻醉过深或过浅。同时，要根据手术进展情况及时调整麻醉剂量。例如，在手术过程中，若患者出现血压下降、心率减慢等情况，可能需要减少麻醉药物的剂量；若患者出现疼痛反应、体动等情况，可能需要增加麻醉药物的剂量。

（3）麻醉效果的监测

通过监测患者的生命体征、意识状态等指标，确保麻醉效果稳定。麻醉效果的监测是麻醉维持的重要环节，麻醉医生要通过心电图、血压、呼吸频率、血氧饱和度、意识状态等监测手段实时监测患者的麻醉效果，确保麻醉效果稳定。例如，在手术过程中，要密切观察患者的心率、血压、呼吸等指标，判断麻醉效果是否良好；同时，要观察患者的意识状态，若患者出现清醒迹象，可能需要增加麻醉药物的剂量。

（4）麻醉并发症的预防和处理

密切关注患者麻醉过程中的异常情况，及时采取措施预防和处理并发症。麻醉并发症的预防和处理是麻醉维持的重要环节，麻醉医生要密切关注患者麻醉过程中的异常情况，如低血压、心律失常、呼吸抑制等，及时采取措施预防和处理并发症。例如，若患者出现低血压，可给予升压药物；若患者出现心律失常，可给予抗心律失常药物；若患者出现呼吸抑制，可给予呼吸兴奋剂或进行机械通气。

3.麻醉苏醒

（1）麻醉苏醒过程

患者从麻醉状态逐渐恢复意识，身体功能逐渐恢复。麻醉苏醒过程是麻醉的最后一个环节，麻醉医生要密切观察患者的苏醒过程，确保患者安全。在麻醉苏醒过程中，患者的意识、呼吸、循环等功能会逐渐恢复，麻醉医生要根据患者的情况及时调整监护和治疗措施。例如，在患者苏醒过程中，要逐渐减少麻醉药物的剂量，同时给予吸氧等支持治疗。

（2）麻醉苏醒监测

监测患者生命体征，确保患者安全。麻醉苏醒监测是麻醉苏醒过程的重要环节，麻醉医生要通过心电图、血压、呼吸频率、血氧饱和度等监测手段实时监测患者的生命体征，确保患者安全。例如，在患者苏醒过程中，要密切观察患者的心率、血压、呼吸等指标，及时发现并处理异常情况。

（3）麻醉苏醒时间

根据患者个体差异和麻醉药物种类的不同，苏醒时间有所不同。麻醉苏醒时间受患者个体差异、麻醉药物种类、手术时间等因素的影响，一般来说，全身麻醉的苏醒时间较长，局部麻醉的苏醒时间较短。例如，对于老年患者、肝肾功能不全患者等，苏醒时间可能会延长；而对于使用代谢较快的麻醉药物的患者，苏醒时间可能会缩短。

（4）麻醉苏醒后护理

提供舒适的环境，帮助患者缓解不适，促进患者康复。麻醉苏醒后护理是麻醉苏醒过程的重要环节，麻醉医生要为患者提供舒适的环境，帮助患者缓解不适，如恶心、呕吐、头痛等。同时，要指导患者进行适当的活动，促进患者康复。例如，在患者苏醒后，要给予患者清淡的饮食，避免油腻、辛辣等刺激性食物；同时，要鼓励患者进行适当的活动，如翻身、深呼吸等，预防肺部感染等并发症。

三、关节置换手术麻醉的选择与术后镇痛方案

（一）膝关节置换术麻醉方式

1.全身麻醉

操作方法：患者进入手术室后，麻醉医生会先进行生命体征监测，然后通过静脉注射或吸入麻醉药物使患者进入睡眠状态。在手术过程中，麻醉医生会持续监测患者的生命体征，并根据手术需要调整麻醉药物的剂量。

注意事项：全身麻醉可能会出现低血压、恶心、呕吐、呼吸抑制等并发症。因此，在操作过程中要严格控制麻醉药物的剂量和浓度，同时，要密切观察患者的生命体征变化，及时发现并处理并发症。

2.椎管内麻醉

操作方法：患者取侧卧位，背部与床面垂直，头部向胸部弯曲，双腿尽量向腹部弯曲。麻醉医生在患者腰椎间隙定位，然后使用穿刺针进行穿刺，将麻醉药物注入蛛网膜下腔或硬膜外腔。在手术过程中，患者保持清醒，可以与医生进行交流。

注意事项：椎管内麻醉可能会出现低血压、恶心呕吐、头痛等并发症。因此，在操作过程中要严格控制麻醉药物的剂量和浓度，避免出现并发症。同时，要密切观察患者的生命体征变化，及时发现并处理并发症。

3.神经阻滞麻醉

操作方法：患者取仰卧位或侧卧位，麻醉医生在患者大腿根部或臀部定位股神经或坐骨神经，然后使用超声引导或在神经刺激仪辅助下进行穿刺，将麻醉药物缓慢注入神经周围。

注意事项：神经阻滞麻醉可能会出现局麻药中毒、神经损伤等并发症。因此，在操作过程中要严格控制局麻药的剂量和浓度，避免误注入血管。同时，要密切观察患者的生命体征和下肢感觉运动变化，及时发现并处理并发症。

（二）膝关节单髁置换术麻醉方式

1.全麻

操作方法：患者进入手术室后，麻醉医生会先进行生命体征监测，然后通过静脉注射或吸入麻醉药物使患者进入睡眠状态。在手术过程中，麻醉医生会持续监测患者的生命体征，并根据手术需要调整麻醉药物的剂量。同时，需要进行气管插管，以保证患者的呼吸道通畅。

注意事项：全麻可能会出现低血压、恶心、呕吐、呼吸抑制等并发症。因此，在操作过程中要严格控制麻醉药物的剂量和浓度，避免出现并发症。同时，要密切观察患者的生命体征变化，及时发现并处理并发症。

2.椎管内麻醉

操作方法：患者取侧卧位，背部与床面垂直，头部向胸部弯曲，双腿尽量向腹部弯曲。麻醉医生在患者腰椎间隙定位，然后使用穿刺针进行穿刺，将麻醉药物注入蛛网膜下腔或硬膜外腔。在手术过程中，患者保持清醒，可以与医生进行交流。

注意事项：椎管内麻醉可能会出现低血压、恶心、呕吐、头痛等并发症。因此，在操作过程中要严格控制麻醉药物的剂量和浓度，避免出现并发症。同时，要密切观察患者的生命体征变化，及时发现并处理并发症。

3.周围神经阻滞

操作方法：患者取仰卧位或侧卧位，麻醉医生在患者大腿根部或臀部定位股神经或坐骨神经，然后使用超声引导或神经刺激仪辅助下进行穿刺，将麻醉药物缓慢注入神经周围。

注意事项：周围神经阻滞可能会出现局麻药中毒、神经损伤等并发症。因此，在操作过程中要严格控制局麻药的剂量和浓度，避免误注入血管。同时，要密切观察患者的生命体征和下肢感觉运动变化，及时发现并处理并发症。

（三）术后镇痛方案

1.镇痛泵

操作方法：在手术结束后，麻醉医生会在患者的硬膜外腔或静脉内放置镇痛泵，通过导管持续输注镇痛药物。患者可以根据自己的疼痛程度自行调节镇痛药物的剂量。

注意事项：镇痛泵可能会出现恶心、呕吐、呼吸抑制等并发症。因此，在使用镇痛泵过程中，要密切观察患者的生命体征变化，及时发现并处理并发症。同时，要指导患者正确使用镇痛泵，避免误操作。

2.静脉药物治疗

操作方法：在手术结束后，麻醉医生会在患者的硬膜外腔或静脉内放置镇痛泵，通过导管持续输注镇痛药物。患者可以根据自己的疼痛程度自行调节镇痛药物的剂量。

3.注意事项

生命体征变化，及时发现并处理并发症。同时，要指导患者正确使用镇痛泵，避免误操作。

骨科手术范围广，从四肢骨折到脊柱畸形矫正手术等均需精准麻醉管理以保障手术与患者安全。四肢骨折手术依部位与时长选麻醉法，上肢常用臂丛神经阻滞，手指用指根神经阻滞，下肢短时长选腰麻，长时常用连续硬膜外麻醉，躯干部多为全身麻醉。脊柱手术因部位特殊，麻醉风险评估与技术应用关键，要考量脊柱畸形、呼吸、心血管及神经功能等，依此选全身、局部、神经阻滞或联合麻醉。关节置换手术麻醉有全身、椎管内与神经阻滞麻醉，医生据患者年龄、并发症与手术时长评估抉择，且术后镇痛方案很重要。神经阻滞技术在骨科应用渐广，如股神经、坐骨神经、腰丛神经阻滞等，都能精准麻醉镇痛，减少全麻副作用，适用于不同骨科手术类型。

四、总结

骨科手术麻醉的复杂性和多样性要求麻醉医生具备深厚的专业知识和丰富的临床经验。无论是适配不同部位骨折手术的麻醉方式，还是脊柱手术中对各种风险因素的综合考量，以及关节置换手术麻醉与镇痛方案的精心制订，再到神经阻滞技术的有效运用，每一个环节都紧密相连。精准的麻醉管理不仅能为手术创造良好条件，保障手术顺利进行，更能最大程度地减少患者痛苦，促进术后快速康复，在整个骨科手术治疗过程中起着举足轻重、不可或缺的作用。

总之，骨科手术麻醉是一项复杂而精细的工作，需要麻醉医生具备丰富的专业知识和临床经验。只有选择合适的麻醉方法和术后镇痛方案，才能确保骨科手术的顺利进行和患者的安全。

第十章　神经外科手术麻醉

神经外科手术麻醉是一项复杂而具有挑战性的工作，需要麻醉医生对神经解剖、病理生理以及手术过程有深入的了解。进行神经外科手术的患者往往病情危重，这类手术风险高，对麻醉的要求也极为严格。

神经外科手术涉及大脑、脊髓等重要器官，手术部位特殊，器官功能至关重要。病变主要以肿瘤占位、血肿压迫、脑组织破坏、脑神经障碍、脑血管病变为主。不同的病变种类、解剖部位会导致不同的病理生理变化，因此围手术期的处理也各不相同。手术方式的多样性决定了麻醉管理的复杂性，风险也各不相同。而且，神经外科手术的继发病变后果严重。

本章将详细阐述神经外科手术麻醉的各个方面，包括颅脑肿瘤手术麻醉、脑血管疾病手术麻醉、颅脑创伤手术麻醉以及神经外科手术麻醉的操作要点等。通过深入了解这些内容，可以为神经外科手术患者提供更加安全、有效的麻醉保障，提高手术成功率，改善患者的预后。

一、颅脑肿瘤手术麻醉

（一）麻醉前评估

在进行颅脑肿瘤手术的麻醉前，需要对患者进行全面细致的评估。首先，详细了解患者的肿瘤的位置、大小、生长速度、血供及肿瘤性质。不同位置的肿瘤可能会对周围不同的血管、颅神经和重要脑结构产生影响。例如，位于额叶的肿瘤可能会影响患者的运动、语言表达及精神活动等多方面；位于鞍区的肿瘤可能会引起视觉障碍和内分泌功能紊乱等。对于肿瘤的血供情况，丰富的血供可能会增加手术中的出血风险，而肿瘤的性质则决定了其生长速度和具有侵袭性等特点。

评估肿瘤与周围血管、颅神经、重要脑结构的关系，有助于预测手术的难度和可能出现的并发症。如果肿瘤与重要血管紧密相连，手术中可能会出现大出血的风险；如果肿瘤压迫颅神经，术后可能会出现相应的神经功能障碍。同时，了解颅内压升高情况及代偿能力也是关键。可以通过患者的临床表现如头痛、呕吐、视盘水肿等初步判断颅内压是否升高，再结合影像学检查如CT、MRI等进一步明确。对于合并相关疾病的评估也不可忽视，如患者是否有高血压、糖尿病、心脏病等，这些疾病可能会影响麻醉的选择和增加手术的风险。最后，确定手术入路及体位，不同的手术入路和体位会对麻醉管理产生不同的要求。

（二）麻醉管理目标

实现脑保护，防止继发性损伤，为手术提供"松弛脑"。在颅脑肿瘤手术中，脑保护是至关重要的目标。通过选择合适的麻醉药物和技术，可以降低脑代谢、减少脑血流，从而减轻脑组织的缺血缺氧损伤。同时，保持脑部的松弛状态，有利于手术医生的操作，减少对周围正常脑组织的牵拉和损伤。

确保平稳的麻醉诱导及苏醒，避免呛咳、躁动。平稳的麻醉诱导可以减少患者的应激反应，避免血压剧烈波动和心律失常等并发症。在苏醒期，避免呛咳和躁动可以降低颅内压升高的风险，减少术后出血和神经功能损伤的可能性。

术中、术后保证充足的脑灌注压，保持围术期血流动力学稳定。脑灌注压的稳定对于维持脑部的血液供应至关重要。根据患者的情况调整血压，防止血压过高或过低对脑部造成损伤。例如，对于高血压患者，在麻醉过程中要注意控制血压，避免血压过高导致脑出血；对于低血压患者，则要及时给予升压药物，保证脑部的血液供应。

尽可能快速苏醒，以便尽早进行术后神经功能评估。快速苏醒可以让医生及时评估患者的神经功能状态，发现并处理可能出现的并发症。例如，如果患者术后出现肢体活动障碍、语言障碍等神经功能损伤，及时进行干预可以提高患者的康复率。

（三）麻醉方法

1.术前准备

平稳的麻醉诱导，采用慢速、分次给药的方式。这样可以避免药物快速进入体内引起的血压剧烈波动和心律失常等不良反应。对于预计有插管困难的患者，提前准备可视喉镜、纤维支气管镜。这些设备可以在插管困难时提供更好的视野，提高插管的成功率。对于预计术后保留气管插管的患者，行经鼻气管插管。经鼻气管插管可以减少对口腔和咽喉部的刺激，降低术后并发症的发生率。同时，可复合头皮神经阻滞，减少术中麻醉药用量和术后疼痛。头皮神经阻滞可以阻断手术区域的神经传导，减少疼痛信号的传入，从而降低术中麻醉药的用量和减轻术后疼痛的程度。

2. 术中颅内压控制

采取适当措施控制颅内压，如保持头部抬高15°～30°，避免颈部过度屈曲和扭转导致静脉充血和气道问题。头部抬高可以促进脑部的静脉回流，降低颅内压。同时，要避免颈部过度屈曲和扭转，以免影响静脉回流和气道通畅。对于脑肿瘤较大、颅内压较高的患者，在剪开脑膜前适度通气或甘露醇静滴降低颅内压。过度通气可以降低二氧化碳分压，使脑血管收缩，减少脑血流量，从而降低颅内压。甘露醇是一种高渗型脱水剂，可以通过提高血浆渗透压，使脑组织中的水分进入血液，从而降低颅内压。手术结束前适度升压，观察手术区域有无出血。适度升压可以增加脑灌注压，减少术后出血的风险。但升压幅度要适当，避免血压过高导致脑出血等并发症。

3. 脑灌注维持

维持脑灌注压稳定，确保脑部血液供应。根据患者情况调整血压，防止血压过高或过低对脑部造成损伤。可以通过监测患者的血压、心率、心电图等生命体征，以及脑血流、脑代谢等指标，及时调整麻醉药物和血管活性药物的用量，维持脑灌注压的稳定。例如，对于低血压患者，可以给予升压药物如多巴胺、去甲肾上腺素等；对于高血压患者，可以给予降压药物如硝酸甘油、尼卡地平等。

4. 液体管理

合理管理液体输入，避免输入过多或过少的液体导致颅内压变化或其他并发症。过多的液体输入可能会导致血容量增加，引起颅内压升高；过少的液体输入可能会导致血容量不足，影响脑部的血液供应。因此，要根据患者的情况和手术的需要，合理控制液体的输入量和输入速度。可以通过监测患者的中心静脉压、尿量、电解质等指标，调整液体的输入量和输入种类。例如，对于颅内压升高的患者，可以给予高渗型脱水剂如甘露醇、甘油果糖等，同时限制液体的输入量；对于血容量不足的患者，可以给予晶体液或胶体液补充血容量，同时注意避免液体过多导致颅内压升高。

5.麻醉药物选择

选择合适的麻醉药物，既要满足手术需求，又要考虑患者的身体状况和术后苏醒情况。例如，对于颅脑肿瘤手术，可以选择具有脑保护作用的麻醉药物如丙泊酚、七氟烷等。丙泊酚可以降低颅内压、脑代谢与脑血流，同时保持脑血流的自动调节能力，且不影响脑血管对二氧化碳的反应性。七氟烷可通过加强脑组织的抗缺血能力，减少脑组织梗死体积及脑水肿程度，从而减轻脑细胞氧化应激损伤和炎症反应，通过抑制脑细胞凋亡等对缺血再灌注损伤的脑组织进行保护。同时，要考虑患者的身体状况和术后苏醒情况，选择对肝肾功能影响较小、代谢快、苏醒迅速的麻醉药物。例如，对于肝肾功能不全的患者，可以选择不经肝脏代谢或经肾脏代谢较少的麻醉药物；对于需要快速苏醒进行术后神经功能评估的患者，可以选择短效的麻醉药物如瑞芬太尼等。

（四）术后苏醒延迟的考虑

麻醉药物完全停止30min内，患者没有彻底清醒，不能执行简单的言语指令，应高度警惕非麻醉原因的苏醒延迟。鉴别可能的原因，如癫痫、脑水肿、气颅、血管阻塞/缺血、代谢紊乱等，并采取相应的处理措施。如果是癫痫引起的苏醒延迟，要及时给予抗癫痫药物治疗；如果是脑水肿引起的，要给予脱水药物如甘露醇、呋塞米等治疗；如果是气颅引起的，要给予吸氧、保持呼吸道通畅等治疗；如果是血管阻塞/缺血引起的，要及时进行血管造影和介入治疗；如果是代谢紊乱引起的，要及时纠正电解质紊乱、酸碱平衡失调等。同时，要密切观察患者的病情变化，及时进行头颅CT、MRI等检查，明确病因，采取针对性的治疗措施。

例如，脑瘤手术后10 d还没醒，考虑可能是因为病情严重，需要配合医生做脑部核磁共振检查来确定是否有水肿或出血以及脑梗死的情况发生，同时需要做脑电图检查判断脑功能的损害程度，如果情况正常，需要给予促苏醒的药物，比如纳洛酮和醒脑静等，也可以根据具体的情况给予神经营养类的药物。开颅手术成功但快20 d还没醒可能是手术出血量较大导致，建议继续采取药物降颅压等治疗。也有可能是患者在术前就陷入昏迷，患者在短期内一般不能苏醒，建议及时采取高压氧、康复治疗。脑瘤手术后一直昏迷不醒，多数是脑膜瘤生长的部位比较复杂位于功能区或恶性肿瘤造成了周围的水肿。这种情况需要家属注意护理，如果长时间没有苏醒，建议去上级医院。

二、脑血管疾病手术麻醉

（一）脑梗死手术麻醉

脑梗死属于缺血性脑血管疾病，好发于动脉粥样硬化患者，发病部位多见于颈内动脉，尤其常见于大脑中动脉及颈内动脉颅外段。脑梗死患者多数为五六十岁的老年患者，有较高的发生中风的危险，过去多有暂时性脑缺血发作史，或伴有可逆性神经麻痹或部分非进行性中风。

对于这类患者的手术麻醉，维持平稳的血压至关重要，以保证脑灌注压的稳定。大部分脑血管疾病伴有高血压和心肌缺血等征象，除按高血压患者处理外，对伴有心肌疾病或心肌梗死病史而长期服用如洋地黄、利尿药、抗心律失常药、抗凝药、激素等多种药物的患者，应估计其心功能的代偿情况及各种药物相互间的影响及不良反应等。

术前要认真准备，针对脑血管病变的特殊性，采取镇静、镇痛、降低颅内压等相应措施，以维护脑功能。麻醉期间力求用药适当，操作合理，不要使血压剧烈波动，对伴有脑、心、肾功能障碍者，更应慎重处理。

（二）脑血栓手术麻醉

大面积脑梗死的患者，有严重的脑水肿，为预防脑疝发生，部分患者需要做去骨瓣减压术，建议在全身麻醉下手术。注意完善化验检查及影像学检查，确定手术的必要性及最佳手术方案。完成术前麻醉评估，避免麻醉禁忌。术中减压速度不宜过快，防止顽固性低血压。由于患者脱水降颅压，要注意电解质情况和输液量。

（三）脑梗死麻醉注意事项

对于脑梗死手术，要维持血压平稳，防止血压过低导致再次脑梗死，也不能血压过高以免出现缺血性脑卒中。手术过程中要保证足够的肌松，防止患者体动。

对于脑梗死患者做非脑梗死手术，在急性脑梗死期（脑梗死后的4～6周内）一般不宜进行择期手术，限期手术应尽量延迟至脑梗死4周后进行，急诊手术需权衡利弊进行。具体来说，在脑梗死急性期溶栓治疗期间，除非是急诊救命性的手术，一般尽量避免实施手术和麻醉，以防止出现出血倾向及脑梗病情加重。在术中一定要监测并保证血压不能太低，防止低灌注导致脑梗加重或出现分水岭脑梗死。如果患者脑梗死的病情不严重，对患者影响较小，一定要在麻醉前完成术前检查，特别是血液系统检查、出凝血时间、纤维蛋白原等。脑梗患者可能处于高凝或低凝状态，在围手术期出现麻醉并发症的概率增加。腹腔镜等手术需要全麻，对呼吸系统和循环系统影响更大，应该尽量避免。手术最好直接进腹腔，可以考虑硬膜外麻醉。脑梗患者在神经症状稳定6个月以上，可以选择椎管内麻醉。

脑梗死患者的麻醉风险较一般患者更高，发生过脑卒中的患者暂时发生卒中的概率远大于未发生过脑卒中的患者。首先，我们需要在手术前与患者以及家属进行良好的沟通。详细了解患者的服药情况，询问患者是否服用相应的抗凝类药物，例如阿司匹林、氯吡格雷等，这些药物都需要在手术和麻醉前停用一段时间，可以采用低分子肝素进行替代。

如果是进行脑梗死相关手术的患者，需要在麻醉中注意保证手术和麻醉过程中的血压稳定。与此同时，在进行脑梗死取栓的过程中，应该保证患者有足够的肌松，以免在取栓的过程中出现体动。如果是有新发脑梗死的患者进行非脑梗死治疗的相应急诊手术，需要建立有创的动脉通道，通过动脉血压的监测来了解患者身体实时的变化，以调控患者的血压，减少手术和麻醉暂时出现新发脑梗死等。

如果是择期手术，一般建议在脑梗死半年以后。急性脑梗死是手术的相对禁忌，主要是因为手术大多数需要麻醉，而麻醉以后可能有麻醉风险以及并发症，常见的是导致患者血压波动、心率变化，有可能诱发低灌注。而低灌注容易加重脑梗死或者直接诱发脑梗死，使脑梗死患者后遗症的风险增加，或者严重者会有生命危险。但如果是非择期手术，比如急诊手术或者肿瘤的手术，则需要根据患者的具体情况考虑。如果不及时进行手术，会影响到患者的远期预后以及生命安全，即使在脑梗死急性期也需要考虑手术治疗。

三、颅脑创伤手术麻醉

（一）麻醉前评估

颅脑创伤患者病情往往紧急且复杂，麻醉前评估至关重要。首先，需详细了解患者的创伤程度，包括受伤的原因、外力的大小和方向等，以初步判断颅内损伤的可能情况。同时，通过影像学检查如头颅CT、MRI等，准确评估颅内损伤情况，确定是否存在颅骨骨折、脑挫裂伤、颅内出血等。此外，还需检查患者是否有合并伤，如胸部、腹部、四肢等部位的损伤，这些合并伤可能会影响患者的生命体征和麻醉方案的选择。

评估患者的生命体征是麻醉前评估的重要环节。密切观察患者的血压、心率、呼吸频率和体温等，判断患者的生命状态是否稳定。对于血压异常的患者，要分析其原因，如是否因失血过多、疼痛刺激或颅内压升高等引起。心率的变化也可能提示不同的问题，如心率过快可能是疼痛、失血或休克的表现，心率过慢则可能与颅内压升高有关。呼吸频率和体温的变化同样不容忽视，呼吸急促可能是由疼痛、缺氧或肺部损伤引起，体温升高可能提示感染或脑损伤后的炎症反应。

意识状态是评估颅脑创伤患者病情严重程度的重要指标。根据格拉斯哥昏迷评分（Glasgow Coma Scale，GCS），确定患者的意识水平，评分越低表示意识障碍越严重。对于GCS评分较低的患者，手术的紧急程度更高，麻醉风险也更大。同时，要考虑患者的意识状态对气道管理的影响，如昏迷患者可能存在舌后坠、误吸等风险，需要采取相应的预防措施。

根据患者的创伤程度、颅内损伤情况、合并伤以及生命体征和意识状态，确定手术的紧急程度和麻醉方案。对于病情危急、颅内压急剧升高、有脑疝风险的患者，需要立即进行手术，麻醉方案应选择快速诱导插管，以尽快建立气道，控制颅内压。对于病情相对稳定的患者，可以根据具体情况选择清醒插管或快速诱导插管，同时综合考虑患者的合并伤、生命体征等因素，制订个性化的麻醉方案。

（二）麻醉方法

1.麻醉诱导

对于颅脑创伤患者，麻醉诱导要迅速而平稳，避免因诱导过程中的血压波动和气道问题加重颅内损伤。可采用快速诱导插管或清醒插管，根据患者的具体情况选择合适的方法。

如果患者病情危急，意识障碍严重，需要立即建立气道，可选择快速诱导插管。在诱导前，要充分给氧，避免面罩给氧时压迫眼球。诱导药物可选择芬太尼及其衍生物、硫喷妥钠、异丙酚、依托咪酯等，这些药物能够快速起效，使患者进入麻醉状态。同时，为了避免呛咳、屏气等动作造成颅内压升高，应尽量选择非去极化肌松药，如阿曲库铵或罗库溴铵。对于饱胃患者，推荐快速序贯诱导，以减少反流、误吸的风险。

对于意识相对清醒、能够配合的患者，可以考虑清醒插管。在插管前，要做好患者的心理疏导，解释插管的过程和必要性，减轻患者的紧张情绪。同时，给予局部麻醉药物，如利多卡因喷雾剂，减轻插管时的疼痛和不适。清醒插管过程中，要密切观察患者的生命体征和反应，一旦出现异常情况，应及时处理。

2.麻醉维持

术中持续给予麻醉药物，维持患者的麻醉状态。注意调整麻醉药物的剂量和给药方式，以满足手术需求和患者的生理状态。同时，要密切监测患者的生命体征和颅内压变化，及时调整麻醉方案。

理想的维持麻醉药物能够使颅内压下降，脑耗氧量下降并保证脑的自主调节，向潜在局部缺血的区域再分配血流，提供对大脑缺血病灶的保护。硫喷妥钠和异丙酚基本符合上述标准，并且可以给颅脑外伤的患者提供较好的麻醉效果，对循环系统影响轻微。吸入麻醉药物七氟醚由于具有溶解度低、苏醒迅速的特性，也是较好的麻醉维持选择。

在麻醉维持过程中，要根据手术的进展和患者的生命体征变化，调整麻醉药物的剂量和给药方式。例如，在手术刺激较大时，可适当增加麻醉药物的剂量，以保证患者的麻醉深度；在手术接近尾声时，逐渐减少麻醉药物的用量，为患者的苏醒做准备。同时，要密切监测患者的血压、心率、呼吸频率、体温等生命体征，以及颅内压、脑氧饱和度、脑血流等指标，及时发现并处理可能出现的问题。

3.术后苏醒

手术结束后，根据患者的情况逐渐减少麻醉药物的用量，促进患者苏醒。对于严重颅脑创伤的患者，可能需要带气管导管送入ICU进行进一步的治疗和监护。

对于病情较轻、手术过程顺利的患者，在手术结束后，可以逐渐减少麻醉药物的用量，让患者自然苏醒。在苏醒过程中，要密切观察患者的生命体征和神经系统功能，如瞳孔大小、对光反射、肢体运动等，以评估手术的效果和患者的恢复情况。如果患者出现苏醒延迟或神经系统功能异常，应及时查找原因，采取相应的处理措施。

对于严重颅脑创伤的患者，术后可能需要带气管导管送入ICU进行进一步的治疗和监护。在ICU中，医生和护士将对患者的生命体征、神经系统状态和伤口进行密切监测。观察和监测方面，密切观察患者的血压、脉搏、呼吸频率和体温等生命体征，检查患者的瞳孔、肢体运动和反射等神经系统功能，以评估手术的效果。营养支持方面，如果患者无法自主进食，医生可能会通过静脉途径给予营养支持，以确保患者获得足够的营养和水分。疼痛管理方面，如果患者感到疼痛，医生可能会给予止痛药，以减轻疼痛。肢体活动方面，如果患者的病情允许，医生可能会鼓励患者进行肢体活动，以预防肌肉萎缩和关节僵硬。语言和认知康复方面，如果患者的语言和认知能力受到影响，医生可能会安排语言治疗师和认知康复专家进行康复治疗。

（三）特殊情况处理

对于颅脑创伤患者，可能会出现颅内高压、脑水肿、术中大出血等特殊情况。要提前做好应对准备，如准备好降压药物、止血药物、血液制品等。在处理特殊情况时，要迅速而果断，确保患者的生命安全。

如果患者出现颅内高压，可采取多种措施进行处理。首先，适当抬高患者头部，一般抬高20°～30°，可改善静脉回流，降低颅内压。同时，给予药物治疗，如甘露醇负荷剂量为0.25～1 g/kg，高张盐水也具有降低颅内压和液体复苏的治疗作用。对于可疑或实际存在脑疝的患者，采用急性短暂的过度通气治疗是相对安全和有效的，但要避免长时间的过度通气，同时进行脑氧监测，以警惕脑缺血的发生。

脑水肿也是颅脑创伤患者常见的并发症之一。处理脑水肿时，除了使用脱水药物外，还应注意液体管理。避免过多的液体输入导致血容量增加，加重脑水肿；但也不能过少的液体输入，以免影响脑部的血液供应。合理控制液体的输入量和输入速度，根据患者的中心静脉压、尿量、电解质等指标进行调整。

术中大出血是颅脑创伤手术的严重风险之一。要提前准备好止血药物和血液制品，如凝血酶、纤维蛋白原、红细胞悬液、血浆等。一旦出现大出血，要迅速采取止血措施，如压迫止血、电凝止血等。同时，及时补充血液制品，维持患者的血容量和血压稳定。对于严重出血难以控制的患者，可能需要紧急输血或进行手术探查止血。

四、神经外科手术麻醉期

（一）麻醉诱导期

在神经外科手术的麻醉诱导期，确保患者平稳进入麻醉状态至关重要。此阶段需根据患者的年龄、身体状况、手术类型等因素，选择合适的麻醉药物和诱导方式，避免过度应激反应。例如，对于老年患者或身体状况较差的患者，可采用较为温和的诱导方式，如缓慢注射麻醉药物，以减少对心血管系统的冲击。对于紧急手术的患者，则需要快速诱导插管，以确保患者的气道安全。

在选择麻醉药物时，应考虑其对患者生命体征和神经系统的影响。常用的麻醉诱导药物包括丙泊酚、依托咪酯等，这些药物具有起效快、作用时间短的特点，能够迅速使患者进入麻醉状态。同时，为了避免呛咳、屏气等动作造成颅内压升高，应尽量选择非去极化肌松药，如阿曲库铵或罗库溴铵。对于预计有插管困难的患者，应提前准备可视喉镜、纤维支气管镜等设备，以便在插管困难时提供更好的视野，提高插管的成功率。对于预计术后保留气管插管的患者，行经鼻气管插管，可减少对口腔和咽喉部的刺激，降低术后并发症的发生率。同时，可复合头皮神经阻滞，减少术中麻醉药用量和术后疼痛。

（二）麻醉维持期

麻醉维持期的主要任务是维持患者的麻醉深度和生命体征稳定，密切监测颅内压、脑灌注压、血压、心率、呼吸等指标，并根据手术进展和患者情况及时调整麻醉药物的剂量和给药方式。

维持患者的麻醉深度是确保手术顺利进行的关键。理想的维持麻醉药物能够使颅内压下降，脑耗氧量下降并保证脑的自主调节，向潜在局部缺血的区域再分配血流，提供对大脑缺血病灶的保护。硫喷妥钠和异丙酚基本符合上述标准，并且可以给颅脑外伤的患者提供较好的麻醉效果，对循环系统影响轻微。吸入麻醉药物七氟醚由于具有溶解度低、苏醒迅速的特性，也是较好的麻醉维持选择。在麻醉维持过程中，要根据手术的进展和患者的生命体征变化，调整麻醉药物的剂量和给药方式。例如，在手术刺激较大时，可适当增加麻醉药物的剂量，以保证患者的麻醉深度；在手术接近尾声时，逐渐减少麻醉药物的用量，为患者的苏醒做准备。

同时，要密切监测患者的生命体征和颅内压变化。颅内压的升高可能导致脑疝等严重并发症，因此需要采取适当措施进行控制。如保持头部抬高15°～30°，可促进脑部的静脉回流，降低颅内压。对于脑肿瘤较大、颅内压较高的患者，在剪开脑膜前适度过度通气或甘露醇静滴降低颅内压。过度通气可以降低二氧化碳分压，使脑血管收缩，减少脑血流量，从而降低颅内压。甘露醇是一种高渗型脱水剂，可以通过提高血浆渗透压，使脑组织中的水分进入血液，从而降低颅内压。手术结束前适度升压，观察手术区域有无出血。适度升压可以增加脑灌注压，减少术后出血的风险。但升压幅度要适当，避免血压过高导致脑出血等并发症。

此外，还需要维持脑灌注压稳定，确保脑部血液供应。根据患者情况调整血压，防止血压过高或过低对脑部造成损伤。可以通过监测患者的血压、心率、心电图等生命体征，以及脑血流、脑代谢等指标，及时调整麻醉药物和血管活性药物的用量，维持脑灌注压的稳定。例如，对于低血压患者，可以给予升压药物如多巴胺、去甲肾上腺素等；对于高血压患者，可以给予降压药物如硝酸甘油、尼卡地平等。

合理管理液体输入也是麻醉维持期的重要任务。过多的液体输入可能会导致血容量增加，引起颅内压升高；过少的液体输入可能会导致血容量不足，影响脑部的血液供应。因此，要根据患者的情况和手术的需要，合理控制液体的输入量和输入速度。可以通过监测患者的中心静脉压、尿量、电解质等指标，调整液体的输入量和输入种类。例如，对于颅内压升高的患者，可以给予高渗型脱水剂如甘露醇、甘油果糖等，同时限制液体的输入量；对于血容量不足的患者，可以给予晶体液或胶体液补充血容量，同时注意避免液体过多导致颅内压升高。

选择合适的麻醉药物，既要满足手术需求，又要考虑患者的身体状况和术后苏醒情况。例如，对于颅脑肿瘤手术，可以选择具有脑保护作用的麻醉药物如丙泊酚、七氟烷等。丙泊酚可以降低颅内压、脑代谢与脑血流，同时保持脑血流的自动调节能力，且不影响脑血管对二氧化碳的反应性。七氟烷可通过加强脑组织的抗缺血能力，减少脑组织梗死体积及脑水肿程度，从而减轻脑细胞氧化应激损伤和炎症反应，通过抑制脑细胞凋亡等对缺血再灌注损伤的脑组织进行保护。同时，要考虑患者的身体状况和术后苏醒情况，选择对肝肾功能影响较小、代谢快、苏醒迅速的麻醉药物。例如，对于肝肾功能不全的患者，可以选择不经肝脏代谢或经肾脏代谢较少的麻醉药物；对于需要快速苏醒进行术后神经功能评估的患者，可以选择短效的麻醉药物如瑞芬太尼等。

（三）麻醉苏醒期

麻醉苏醒期的目标是促进患者平稳苏醒，避免呛咳、躁动等不良反应。在苏醒过程中，要密切观察患者的意识状态、呼吸功能、神经系统功能等，及时处理可能出现的并发症。

手术结束后，根据患者的情况逐渐减少麻醉药物的用量，促进患者苏醒。对于病情较轻、手术过程顺利的患者，在手术结束后，可以逐渐减少麻醉药物的用量，让患者自然苏醒。在苏醒过程中，要密切观察患者的生命体征和神经系统功能，如瞳孔大小、对光反射、肢体运动等，以评估手术的效果和患者的恢复情况。如果患者出现苏醒延迟或神经系统功能异常，应及时查找原因，采取相应的处理措施。

对于严重颅脑创伤的患者，术后可能需要带气管导管送入ICU进行进一步的治疗和监护。在ICU中，医生和护士将对患者的生命体征、神经系统状态和伤口进行密切监测。观察和监测方面，密切观察患者的血压、脉搏、呼吸频率和体温等生命体征，检查患者的瞳孔、肢体运动和反射等神经系统功能，以评估手术的效果。营养支持方面，如果患者无法自主进食，医生可能会通过静脉途径给予营养支持，以确保患者获得足够的营养和水分。疼痛管理方面，如果患者感到疼痛，医生可能会给予止痛药，以减轻疼痛。肢体活动方面，如果患者的病情允许，医生可能会鼓励患者进行肢体活动，以预防肌肉萎缩和关节僵硬。语言和认知康复方面，如果患者的语言和认知能力受到影响，医生可能会安排语言治疗师和认知康复专家进行康复治疗。

高血压是神经外科手术患者在麻醉苏醒期最常见的并发症。对术后麻醉苏醒期患者进行血压监测，当血压超过基础血压25%～30%、血压≥160/100 mmHg时，遵医嘱给予降压药物尼莫地平50 mg静脉注射，持续静脉输注降压药，根据患者的血压，用微量泵随时调节降压药的剂量，将血压控制在理想范围，预防高血压引起的术野出血和脑水肿等。术后高血压可以适当地用降压的药物，高血压是神经外科手术患者在麻醉苏醒期最常见的并发症，对术后麻醉苏醒期的患者进行血压的监测，当血压超过基础血压25%～30%，血压超过160 mmHg，需要遵医嘱给予降压的药物，比如尼莫地平50 mg静脉注射，持续静脉输注降压药。根据患者的血压用微量泵随时调节降压药的剂量，将血压控制在理想的范围，预防高血压引起的数月的出血和脑水肿的情况。

五、总结

神经外科手术麻醉是一项复杂而高风险的工作，需要麻醉医生具备丰富的专业知识和临床经验。在麻醉过程中，要充分考虑患者的病情、手术类型、合并疾病等因素，制订个性化的麻醉方案。同时，要密切监测患者的生命体征和神经系统功能，及时处理各种并发症，确保患者的安全和手术的顺利进行。随着医学技术的不断发展，神经外科手术麻醉也将不断创新和完善，为患者提供更好的医疗服务。

神经外科手术麻醉涉及颅脑肿瘤、脑血管疾病、颅脑创伤等多个领域，每个领域都有其独特的挑战和要求。对于颅脑肿瘤手术，麻醉前评估要详细了解肿瘤的位置、大小、血供及性质等，制订个性化的麻醉管理目标，包括实现脑保护、确保平稳的麻醉诱导及苏醒、保证充足的脑灌注压和快速苏醒等。麻醉方法要综合考虑术前准备、术中颅内压控制、脑灌注维持、液体管理和麻醉药物选择等方面。对于术后苏醒延迟，要及时鉴别原因并采取相应处理措施。

总之，神经外科手术麻醉是一个复杂的系统工程，需要多学科的协作和不断创新。未来，随着科技的进步和医学的发展，神经外科手术麻醉将更加安全、有效，为患者的康复和健康做出更大的贡献。

第十一章　心胸外科手术麻醉

心胸外科手术是一项复杂且高风险的医疗程序，涉及心脏、肺等重要器官，对麻醉的要求极高。在一台心脏及大血管手术中，麻醉的地位举足轻重。它不仅能减轻患者疼痛，使患者处于适宜的手术状态，更直接关系到患者的生命安全。正如人们常说"麻醉要是出了差错，命都要给你娃耍脱"，足见麻醉对于患者的重要性。随着医学的进步，对麻醉提出了更高的要求。心胸血管外科手术麻醉不仅要确保手术过程的安全和顺利进行，还要考虑患者的特殊生理情况和复杂病情，应对可能出现的各种并发症。

心胸外科手术的复杂性体现在多个方面。首先，手术部位特殊，涉及心脏、肺等重要器官，麻醉难度较大。例如，心脏手术麻醉中需要考虑术中心肺分流等特殊情况，以减少并发症风险。其次，患者病情复杂，往往存在多种并发症，如高血压、糖尿病等，增加了麻醉风险。此外，心胸外科手术麻醉方式多样，包括全身麻醉、局部麻醉、区域麻醉等多种方式，需要根据患者病情和手术需求选择合适的麻醉方式。同时，术后并发症较多，如呼吸功能障碍、心血管并发症等，需要密切监测和及时处理。这就对麻醉提出了高要求，需要专业的麻醉团队精心制订麻醉方案，严密监测患者生命体征和麻醉深度，及时调整麻醉药物剂量，确保手术顺利进行和患者安全康复。

一、心脏手术麻醉的术前准备与麻醉诱导

（一）麻醉前准备

1.全面检查评估患者身体状况，包括心电图、胸片、血常规等

在进行心胸外科手术前，对患者进行全面细致的检查评估至关重要。心电图能够反映患者心脏的电活动情况，帮助医生判断是否存在心律失常、心肌缺血等问题；胸片则可以提供关于心脏大小、形态以及肺部情况的信息，有助于评估患者的心肺功能；血常规检查

可以了解患者的血液成分，如红细胞、白细胞、血小板数量等，对于判断患者是否存在贫血、感染等情况具有重要意义。此外，还可能包括肝肾功能检查、凝血功能检查等，以全面了解患者的身体状况，为制订合理的麻醉方案提供依据。

2.调整患者身体状态，如纠正电解质紊乱、控制血压、改善心功能等

对于准备进行心脏手术的患者，调整身体状态是术前准备的关键环节。电解质紊乱可能会影响心脏正常功能，导致心律失常等严重后果。例如，低血钾会使洋地黄和非去极化肌松药等的药效增强，而应用利尿保钾药螺内酯后，如果再用去极化肌松药琥珀胆碱，易出现高血钾危象。因此，术前均应做血电解质检查，对存在低血容量、低血钾和低血钠的患者，可输液补钠、钾，但需严密观察并严格控制输液速度，谨防出现呼吸困难、端坐呼吸、肺啰音或静脉压升高等危象。

控制血压对于心脏手术患者同样重要。高血压患者在手术过程中面临更高的心血管并发症风险，因此需要在术前将血压调整至合适水平。可以通过调整饮食、生活方式以及使用降压药物等方法来控制血压。改善心功能也是术前准备的重要任务。对于有心力衰竭史、心脏扩大的患者，术前可考虑使用少量强心苷，以增强心脏的收缩力，提高心排血量。

3.对长期服用特殊药物患者的处理，如抗凝药、利尿剂、降压药等

对于长期服用特殊药物的患者，需要在术前进行特殊处理。例如，长期服用抗凝药的患者，在手术前需要调整抗凝药物的剂量或停药，以避免手术过程中出现出血过多的情况。对于长期服用利尿剂的患者，需要注意纠正可能出现的电解质紊乱，如低血钾、低血钠等。对于长期服用降压药的患者，需要在术前继续服用降压药物，以保持血压的稳定。如果患者服用他汀类药物后出现转氨酶升高，可以考虑配合使用护肝片和阿托莫兰，或者使用血脂康作为替代品，但需要注意其效果相对一般。同时，不能因为转氨酶升高而停止服用他汀类药物，因为心脏健康是首要的。对于做了心脏支架手术，需要长期服用他汀类药物的患者，如果出现出血情况，需要先停用抗凝药物，然后进行止血治疗。常用止血治疗有两种，首先考虑使用止血药物，首选药物是收缩内脏血管的药物，如生长抑素、特立加压素，其次是可以口服抑酸的质子泵抑制剂，如奥美拉唑、泮托拉唑、雷贝拉唑、艾司奥美拉唑等。如果使用口服抑酸药物不理想，可以通过手术治疗，主要是在胃镜下进行操作，见效快，效果明显，比较安全。

（二）麻醉诱导

1.选择合适的诱导药物，根据患者心功能分级进行药物调整

心脏手术麻醉诱导需要选择合适的药物，以确保患者平稳进入麻醉状态。对于心功能较好的患者，可以选择常规的诱导药物，如咪达唑仑、舒芬太尼、依托咪酯、利多卡因、罗库溴铵或维库溴铵等。但对于心功能较差的患者，需要根据具体情况进行药物调整。例如，对于心功能严重受损的患者，可以减少咪达唑仑和依托咪酯的剂量，以避免对心脏的抑制作用。同时，可以增加舒芬太尼的剂量，以提供更好的镇痛效果，减少手术刺激对心脏的影响。对于先天性心脏病患者，可以选择低温以及药物诱导，如用吗啡、肾上腺素等药物，但需要注意吗啡可能会加重病情，大剂量肾上腺素可能会导致血压急剧升高、心率加快甚至出现室颤、心室骤停等情况。因此，在选择诱导药物时，需要综合考虑患者的病情、心功能分级以及手术类型等因素，制订个性化的麻醉诱导方案。

2.缓慢平稳的诱导过程，密切监测生命体征

麻醉诱导过程需要缓慢平稳，以避免对患者的心脏和循环系统造成过大的负担。在诱导过程中，麻醉医生需要密切监测患者的生命体征，如血压、心率、呼吸等。如果出现血压下降、心率减慢等情况，需要及时给予血管活性药物进行处理。例如，可以给予去甲肾上腺素等药物升高血压，给予阿托品等药物提高心率。同时，需要注意诱导药物的剂量和速度，避免过快或过量给药导致严重的不良反应。在诱导过程中，还可以应用气道表面麻醉，以减少气管插管时的刺激。气道表面麻醉可以使用利多卡因等药物进行喷雾或涂抹，以降低气管插管的应激反应。

3.气道表面麻醉的应用及气管插管注意事项

气道表面麻醉在心脏手术麻醉中具有重要作用。它可以减少气管插管时的刺激，降低心血管反应，提高患者的耐受性。在进行气道表面麻醉时，可以使用利多卡因等药物进行喷雾或涂抹。喷雾时需要注意将药物均匀地喷洒在咽喉部和气管内，以达到良好的麻醉效果。涂抹时可以使用棉签或喉镜将药物涂抹在声门周围和气管内。

气管插管是麻醉诱导过程中的关键步骤，需要注意以下事项。首先，选择合适的气管导管型号，以确保导管能够顺利插入气管，同时又不会对气道造成过度压迫。其次，在插管过程中需要注意操作技巧，避免损伤咽喉部和气管黏膜。可以使用喉镜辅助插管，确保视野清晰，操作准确。插管后需要确认导管的位置是否正确，可以通过听诊双肺呼吸音、观察胸廓起伏等方法进行判断。同时，需要固定好气管导管，防止导管移位或脱出。在气管插管过程中，还需要密切监测患者的生命体征，如血压、心率、血氧饱和度等，并及时处理可能出现的并发症。

二、体外循环期间的麻醉管理与器官保护

（一）体外循环开始前

1.追加静脉麻醉剂和肌松剂

在体外循环即将开始前，应及时为患者追加静脉麻醉剂和肌松剂，以确保患者在体外循环过程中处于深度麻醉状态，减少患者的应激反应和不适感。这一操作能够为体外循环的顺利进行提供保障，同时也有助于维持患者的生命体征稳定。

2.停止使用吸入型麻醉剂和静脉输液

体外循环一开始，需要立即停止使用吸入型麻醉剂和静脉输液。这是因为在体外循环过程中，患者的血液循环由体外循环机来维持，此时继续使用吸入型麻醉剂可能会对患者的呼吸系统产生不良影响，而静脉输液也可能会干扰体外循环的正常运行。

（二）体外循环过程中

1.密切关注上腔静脉压、颜色变化及引流管情况

在体外循环过程中，麻醉医生需要密切关注患者的上腔静脉压、面色变化以及引流管的情况。若上腔静脉压升高，面色涨紫，表明上腔静脉引流管可能存在梗阻，应及时调整。同时，要注意观察患者的面色、颈部、球结膜是否肿胀，以及瞳孔的大小和形状。这些指标能够反映患者的血液循环状态和身体状况，对于及时发现并处理可能出现的问题至关重要。

2.调整呼吸机参数，主动脉阻断时的特殊处理

主动脉阻断时，需要对呼吸机参数进行调整。具体来说，呼吸机潮气量频率应减半，调节氧流量为 $50\sim200\,\mathrm{ml/min}$。当连续血液净化（CBP）达到正常流量时，停止机械通气，并将氧流量调节为 $50\sim200\,\mathrm{ml/min}$，同时对呼吸囊充气，气道压保持在 $5\,\mathrm{cmH_2O}$。对于发绀肺动脉高压的患者，气道压可调整为 $20\sim30\,\mathrm{cmH_2O}$。

3.灌注心脏停搏液及心肌保护措施

主动脉阻断多在肛温降至30℃以下时进行。主动脉阻断后，需向主动脉根部灌注心脏停搏液，以使心电机械活动迅速停止，达到心肌保护的目的。但此时心肌尚有无氧代谢，因此应每间隔20～30min或出现心电活动时，再次灌注心脏停搏液，将代谢产物冲洗出来。

4.维持合适的血压、中心静脉压及体温

体外循环中应维持平均动脉压（MAP）在6.7～12kpa（50～90mmHg），体温降至22℃以下时MAP可维持在5.3～6.7kPa。过低时可用多巴胺或去氧肾上腺素静脉点滴；过高时可用血管扩张剂加以纠正。中心静脉压（CVP）应维持在6～12cmH$_2$O。对于伴有颈动脉狭窄的患者，MAP应维持偏高水平（10.66～12kPa），同时还要注意保持PaCO$_2$接近正常。

5.处理少尿及血红蛋白尿情况

体外循环开始10min内即应有充分尿量。少尿时〔尿量＜0.5ml/（kg·30min）〕，若导尿管无异常，则应提高灌注流量，增加灌注压，静注甘露醇0.25～0.5g/kg。若MAP偏低，可静脉输入多巴胺〔5～10μg/（kg·min）〕。体外循环中若出现血红蛋白尿，可用甘露醇或呋塞米维持尿量，严重时给予碳酸氢钠（0.5～1.0mg/kg）碱化尿液。

（三）器官保护

1.心脏保护，维持心肌氧供需平衡

心肌保护是体外循环期间的重要任务之一。在体外循环过程中，通过灌注心脏停搏液、降低心肌氧耗等措施，维持心肌氧供需平衡。同时，要注意避免心肌过度膨胀和过度牵拉，防止心肌超微结构破坏，影响心功能。

2.肾脏保护，促进尿液生成及处理肾功能异常

在体外循环过程中，要密切关注患者的尿量变化。若出现少尿情况，应及时采取措施，如提高灌注流量、增加灌注压、静注甘露醇等，以促进尿液生成。同时，对于肾功能异常的患者，要及时进行处理，避免病情进一步加重。

3.脑保护，预防脑部缺血缺氧

体外循环期间，脑保护也至关重要。要注意预防脑部缺血缺氧，避免脑功能紊乱。可以通过维持合适的血压、灌注流量等措施，保证脑部的血液供应。同时，要注意避免气栓、血栓等栓子进入动脉系统，造成脑栓塞。此外，还要注意预防颅内出血等并发症的发生。

三、非体外循环心脏手术麻醉的特点与技术难点

（一）术前评估

1.评估左室功能、心绞痛类型及近期心肌梗死情况

非体外循环心脏手术前，准确评估左室功能至关重要。可通过超声心动图等检查手段，了解左心室的收缩和舒张功能，评估射血分数等指标。对于存在左室功能受损的患者，需要更加谨慎地选择麻醉方案和药物，以避免进一步加重心脏负担。

心绞痛类型也是术前评估的重要内容。稳定型心绞痛患者在手术前通常需要继续服用抗心绞痛药物，以控制症状。不稳定型心绞痛患者则需要更加密切的监测和治疗，以降低手术风险。近期心肌梗死的患者，手术风险显著增加。一般来说，心肌梗死后至少3个月再进行非体外循环心脏手术较为安全。在术前评估中，需要详细了解心肌梗死的部位、范围和程度，以及患者的恢复情况。

2.考虑其他危险因素，如冠状动脉病变、广泛程度、远端血管状况及瓣膜病等

除了左室功能、心绞痛类型和近期心肌梗死情况外，还需要考虑其他危险因素。冠状动脉病变广泛程度是一个重要的考虑因素。对于多支血管病变的患者，手术难度和风险较大，需要更加精细的麻醉管理和手术操作。远端血管状况也会影响手术效果和患者预后。如果远端血管狭窄严重或存在闭塞，可能需要采取特殊的手术策略，如使用血管内支架等。瓣膜病也是常见的危险因素之一。如果患者同时存在瓣膜病变，需要综合考虑心脏的整体功能，制订个性化的手术方案。

（二）麻醉原则

1.维持心肌氧供需平衡，保持血流动力学稳定

在非体外循环心脏手术中，维持心肌氧供需平衡是麻醉管理的核心原则。心肌供氧主要取决于冠状动脉血流量和血氧含量。通过控制心率、血压和心肌收缩力等因素，可以调节冠状动脉血流量。同时，维持适当的血红蛋白浓度和血氧饱和度，提高血氧含量。心肌氧耗则主要取决于心率、心肌收缩力和室壁张力。通过使用 β 受体阻滞剂、钙通道阻滞

剂等药物，可以降低心率和心肌收缩力，减少心肌氧耗。保持血流动力学稳定也是非常重要的。手术过程中，需要密切监测血压、心率、中心静脉压等指标，及时调整麻醉药物和血管活性药物的剂量，以维持血流动力学的稳定。

2.分析影响心肌氧供需平衡的因素

影响心肌氧供需平衡的因素有很多，需要进行全面的分析。心率是一个重要的因素。心率过快会增加心肌氧耗，而心率过慢则可能导致冠状动脉血流量减少。血压也是影响心肌氧供需平衡的重要因素。高血压会增加心肌氧耗，而低血压则可能导致冠状动脉血流量不足。心肌收缩力也会影响心肌氧耗和冠状动脉血流量。使用正性肌力药物可以增强心肌收缩力，但同时也会增加心肌氧耗。此外，血容量、血液黏稠度、体温等因素也会影响心肌氧供需平衡。在麻醉管理中，需要综合考虑这些因素，采取相应的措施，以维持心肌氧供需平衡。

（三）麻醉流程

1.常规监测项目及特殊监测设备的应用

非体外循环心脏手术麻醉需要进行常规的监测项目，包括心电图、无创血压、脉搏、血氧饱和度等。同时，还需要进行有创动脉压监测、中心静脉压监测等特殊监测项目。有创动脉血压监测可以实时监测血压变化，为调整血管活性药物提供依据。中心静脉压监测可以反映血容量和心脏功能状态，指导输液和药物治疗。此外，还可以根据需要应用肺动脉导管、经食管超声心动图等特殊监测设备。肺动脉导管可以测量肺动脉压、肺毛细血管楔压等，评估心脏功能和肺循环状态。经食管超声心动图可以实时观察心脏结构和功能，为手术操作提供指导。

2.诱导药物选择及维持方法

非体外循环心脏手术麻醉的诱导药物的选择需要根据患者的具体情况而定。一般来说，可以选择咪达唑仑、依托咪酯、舒芬太尼等药物进行诱导。对于心功能较差的患者，可以减少咪达唑仑和依托咪酯的剂量，以避免对心脏的抑制作用。同时，可以增加舒芬太尼的剂量，以提供更好的镇痛效果，减少手术刺激对心脏的影响。麻醉维持可以采用静脉输注丙泊酚、瑞芬太尼等药物，同时间断吸入七氟醚等挥发性麻醉药。在维持过程中，需要根据患者的生命体征和手术进展情况，及时调整麻醉药物的剂量和浓度。

3. 术中血管活性药物的应用及血压处理

非体外循环心脏手术中，常常需要应用血管活性药物来维持血压和心脏功能。常用的血管活性药物包括去甲肾上腺素、多巴胺、硝酸甘油等。去甲肾上腺素可以升高血压，增加外周血管阻力，适用于低血压患者。多巴胺可以增加心肌收缩力和心率，适用于心功能不全患者。硝酸甘油可以扩张冠状动脉，降低心脏前负荷，适用于心肌缺血患者。在应用血管活性药物时，需要密切监测血压、心率、中心静脉压等指标，根据患者的具体情况调整药物剂量和速度。同时，需要注意避免药物的不良反应，如心律失常、血压波动等。

4. 吻合血管时的血流动力学变化及应对措施

在非体外循环心脏手术中，吻合血管时会出现血流动力学的变化，需要及时采取应对措施。一般来说，吻合血管时会出现血压下降、心率加快等情况。这是由于手术操作对心脏和血管的刺激，导致心脏功能受损和血管张力改变。为了应对这种情况，可以采取以下措施：首先，暂停手术操作，让心脏和血管有一定的恢复时间。其次，可以给予血管活性药物，如去甲肾上腺素、多巴胺等，升高血压，增加外周血管阻力。同时，可以给予 β 受体阻滞剂、钙通道阻滞剂等药物，降低心率，减少心肌氧耗。此外，还可以调整患者的体位，增加回心血量，改善心脏功能。

四、胸部手术麻醉的要点与呼吸管理

（一）麻醉前准备

1. 术前呼吸道准备，包括戒烟、药物治疗、稀释分泌物、胸部物理治疗及术前教育

有吸烟史的患者，麻醉前 24~48 h 必须戒烟。术前戒烟 4 周以上可改善纤毛功能、减少气道分泌物及刺激性。除此之外，戒烟可以显著减少痰液，这对处于肺功能失代偿的患者将有很大益处。

解除支气管痉挛的药物治疗，通常选用选择性 β_2 受体激动剂中最强的沙丁胺醇吸入。抗胆碱药可直接扩张支气管，常用异丙托溴铵雾化吸入，也可用皮质激素吸入（当支气管痉挛严重时需注射使用）。抗胆碱药特别用于严重慢性阻塞性肺疾病（COPD）患者，当慢阻肺患者吸入该类药时可提高第 1 秒用力呼气容积（FEV1），通常 β_2 受体激动剂和抗

胆碱能药作为一线药物，类固醇作为二线药物使用。

稀释分泌物，可用呼吸道水化（湿化器/雾化器）补充水分，或采用祛痰剂。

麻醉前胸部物理治疗，包括加强自主深呼吸锻炼，叩胸拍背，胸部震动加体位引流，及吸入雾化湿化气体，均有助于分泌物排出并增加肺容量。胸部物理治疗促使支气管内分泌物排到中央气道，再通过咳嗽、咳痰排出。肺部脓肿、有严重咯血史和不能耐受体位引流的患者，对胸部物理治疗相对禁忌。

加强教育，鼓励患者加强咳嗽锻炼，配合术后护理和治疗。

2．预防心房颤动和心房扑动的药物使用

围手术期使用一些药物可以预防术后房颤和房扑发生，包括地高辛、钙通道阻滞剂（例如地尔硫卓）、β受体阻断剂和胺碘酮。美国胸外科协会（AATS）发布的新指南指出，所有外科手术前服用β阻滞剂的患者在术后应该继续服用以预防房颤或房颤发生（IA类推荐）。对于血清镁水平较低或整体镁缺乏的患者，可以考虑静脉补镁预防术后房颤（IIbC类推荐）。对于围手术期/术后房颤或房扑发展中高危患者（如年老、患有高血压或既往有房颤病史），在心功能保留且术前未服用β阻滞剂的情况下，可考虑服用地尔硫卓预防房颤或房扑（IIaB类推荐）。对于行肺切除术或食管切除术的患者，可考虑在术后给予胺碘酮治疗，但需注意长期高剂量服用胺碘酮会导致肺纤维化等问题，低剂量使用安全性相对可以得到保障。对于未曾服用过他汀药物，且手术风险中危或高危的患者，可以考虑服用阿托伐他汀预防房颤。

3．处理胃食管反流疾病，预防误吸

胃食管反流疾病可以导致手术期间误吸，患者术前可用抗酸药和胃动力药治疗。如果反流症状明显，术前应用抗酸剂和质子泵抑制剂。胃食管反流病患者手术治疗中的麻醉应对措施包括静脉注射糖皮质激素和氨茶碱，同时吸入七氟烷并予呼吸机正压通气。

4．合理使用抗生素及纠正营养不良、水电解质紊乱

抗生素用于有脓痰或支气管炎的患者，根据痰细菌培养结果选择抗生素。近期有病毒性呼吸道感染者，特别是儿童，麻醉插管易激惹支气管，导致气管痉挛或喉痉挛，应予注意。纠正营养不良和水、电解质平衡紊乱。慢性阻塞性肺疾病患者，多呈低氧血症、高碳酸血症，对此需间断吸氧。支气管哮喘和气道慢性炎症患者，可能有哮喘发作，术前应加以纠正、控制。

（二）麻醉要点

1.选择合适的麻醉诱导药物及维持方法

胸部手术麻醉诱导药物的选择需要根据患者的具体情况进行。一般来说，可以选择咪达唑仑、舒芬太尼、依托咪酯、利多卡因、罗库溴铵或维库溴铵等。对于心功能较差的患者，可以减少咪达唑仑和依托咪酯的剂量，以避免对心脏的抑制作用。同时，可以增加舒芬太尼的剂量，以提供更好的镇痛效果，减少手术刺激对心脏的影响。

麻醉维持可以采用静脉输注丙泊酚、瑞芬太尼等药物，同时间断吸入七氟醚等挥发性麻醉药。在维持过程中，需要根据患者的生命体征和手术进展情况，及时调整麻醉药物的剂量和浓度。

2.维持适当的麻醉深度和肌肉松弛度

维持适当的麻醉深度与足够的肌肉松弛：以预防术中麻醉转浅，患者突然苏醒或产生躁动，循环剧烈波动或咳嗽等，而影响手术操作。

（三）呼吸管理

1.确保气道畅通，避免低氧和高二氧化碳血症

开胸手术侧卧位，气管导管位置易移位，病侧肺、支气管内痰液、分泌物、血液倒流等，均可造成阻塞支气管及肺不张，引起气道不畅。因此术中应密切注意呼吸机的动作，气道压力的增高，及时肺部听诊发现肺内痰鸣音，及时消除，确保气道畅通。术中连续监测脉搏、血氧饱和度（SpO_2）及呼气末二氧化碳（$PETCO_2$）能及时发现低O_2及CO_2增高。

2.预防麻醉期支气管痉挛及增加气道阻力

麻醉期支气管痉挛是引起胸膜腔内压增加的重要因素。若麻醉期因麻醉过浅诱发支气管痉挛，肌松不足产生呼吸机不同步产生的呼气不足、气道内压增加，可影响肺通气与回心血量，发生低血压，因此麻醉中发现支气管痉挛伴低血压时，加深麻醉常可收到良好的效果。若支气管痉挛由于慢性炎症或过敏性因素引起，则应及时应用解除支气管痉挛药物，必要时应用激素如地塞米松等。

3.维持良好的通气状况，设置合适的呼吸参数及膨肺操作

行机械呼吸时预先设置好呼吸参数：潮气量（TV）8～10ml/kg，频率12～14次/min，吸：呼比率为 $1:(1.5\sim2.0)$，及合适的通气压力 $1\sim1.5$ kPa（$10\sim15$ cmH$_2$O）以保持下侧肺充分的膨胀。开胸后为避免上侧肺通气不足与血流比例异常以及低氧性肺血管收缩受抑制，应嘱术者尽量将肺压缩，以减少 V/Q 不均造成静脉血掺杂增加。为避免长时间肺压缩导致术后肺不张，在不影响手术操作情况下每 30 min 膨肺一次。关胸前亦应证实萎陷的肺泡充分膨胀。

4. 严密监测，及时处理手术刺激引起的心律失常和低血压等情况

手术操作刺激或探查纵隔、肺门时，常发生反射性心律失常，心动过速甚至室型心律失常，血压下降等严重情况。因此，麻醉中应行心电监测。危重或复杂手术，估计术中、术后循环波动剧烈者，应行中心静脉穿刺插管监测中心静脉压，直接动脉压监测。发生心律失常或低血压应及时找寻原因，尽快纠正。

五、总结

心胸外科手术麻醉涵盖心脏手术和胸部手术，其关键要点包括术前全面细致地评估患者身体状况，调整患者身体状态，处理长期服用特殊药物患者的问题。麻醉诱导是选择合适药物并确保缓慢平稳的过程，气道表面麻醉和气管插管需谨慎操作。体外循环期间，要做好麻醉管理与器官保护，密切关注上腔静脉压、血色变化及引流管情况，调整呼吸机参数，灌注心脏停搏液并采取心肌保护措施，维持合适的血压、中心静脉压及体温，处理少尿及血红蛋白尿情况，同时注重心脏、肾脏和脑的保护；非体外循环心脏手术麻醉需准确术前评估，遵循麻醉原则，合理应用常规监测项目及特殊监测设备，选择合适的诱导药物及维持方法，术中妥善应用血管活性药物并应对吻合血管时的血流动力学变化；胸部手术麻醉要做好术前呼吸道准备、预防心房颤动和心房扑动、处理胃食管反流疾病、合理使用抗生素及纠正营养不良和水电解质紊乱，选择合适的麻醉诱导药物及维持方法，维持适当的麻醉深度和肌肉松弛度，做好呼吸管理以确保气道畅通、预防支气管痉挛、维持良好的通气状况并严密监测手术刺激引起的心律失常和低血压等情况。

不同的心胸外科手术患者病情复杂多样，个体差异较大。例如，心功能分级不同的患者在麻醉诱导药物的选择和剂量上需要进行调整；左室功能、心绞痛类型及近期心肌梗死情况各异的非体外循环心脏手术患者，需要制订个性化的麻醉方案；有不同危险因素的患者，如冠状动脉病变广泛程度、远端血管状况及瓣膜病等，手术方案和麻醉管理也各不相

同。此外，老年患者开胸手术时，由于呼吸、循环系统的生理变化及合并疾病，更需要为其制订个体化的麻醉方案。因此，制订个体化麻醉方案对于确保手术安全、减少并发症、促进患者快速康复至关重要。

第十二章　泌尿外科手术麻醉

泌尿系统作为人体重要的排泄和生殖系统，其结构复杂且功能多样。泌尿外科手术涵盖了肾脏、输尿管、膀胱、前列腺等多个器官的疾病治疗，涉及范围广泛，从常见的泌尿系统结石、前列腺增生，到复杂的肾脏移植和泌尿系统肿瘤手术等。

而麻醉在泌尿外科手术过程中起着举足轻重的作用。它不仅要确保患者在手术过程中处于无痛状态，还需要维持患者的生命体征稳定，为手术创造良好的条件。不同类型的泌尿外科手术需要选择合适的麻醉方法，这是因为患者的年龄、性别、身体状况以及手术的复杂程度各不相同。同时，麻醉过程中也可能出现各种并发症，这就需要麻醉医生具备丰富的经验和专业知识，及时发现并处理这些问题。并发症的防治对于患者的安全和手术的成功至关重要，它不仅关系到患者的生命健康，还影响着患者的术后恢复和生活质量。

一、泌尿系统结石手术麻醉的方法与并发症防治

（一）泌尿系统结石手术麻醉方法

泌尿系统结石手术的麻醉方法需要根据患者的具体情况进行选择。一般来说，对于输尿管结石手术、肾结石手术等，可以选择全身麻醉或椎管内麻醉。

全身麻醉适用于手术时间较长、病情较为复杂或患者不能配合的情况。全身麻醉能够确保患者在手术过程中完全无痛，同时可以有效地控制患者的呼吸和循环功能，为手术的安全进行提供有力保障。例如，对于一些有严重心肺疾病的患者，全身麻醉可以更好地维持其生命体征的稳定，确保手术顺利进行。

椎管内麻醉则适用于手术时间较短、病情相对较轻的患者。椎管内麻醉能够减少全身麻醉的并发症，并且患者在手术后能够较快地恢复。例如，对于一些年轻、身体状况较好的患者，椎管内麻醉可以提供足够的麻醉效果，同时减少术后恶心、呕吐等不适症状的

发生。

对于一些特殊的泌尿系统结石手术，如小儿泌尿系统结石手术、老年患者泌尿系统结石手术等，需要根据患者的年龄、身体状况等因素选择合适的麻醉方法。

小儿泌尿系统结石手术一般选择全身麻醉。这是因为小儿不能配合手术，全身麻醉可以保证小儿在手术过程中完全无痛，并且能够确保手术的顺利进行。在进行小儿全身麻醉时，需要特别注意麻醉药物的选择和剂量，以确保小儿的安全。

老年患者泌尿系统结石手术一般选择椎管内麻醉或全身麻醉。这需要根据老年患者的身体状况、并发症等因素进行综合考虑。如果老年患者身体状况较好，并发症较少，可以考虑椎管内麻醉；如果老年患者身体状况较差，并发症较多，或者手术时间较长、病情较为复杂，则可能需要选择全身麻醉。

（二）泌尿系统结石手术麻醉并发症防治

1.尿失禁

一般情况下，做完输尿管结石手术后尿失禁可能是由尿路感染、留置导尿管、麻醉药作用等原因引起的。

对于尿路感染引起的尿失禁，患者可以在医生的指导下使用头孢克肟胶囊、头孢拉定片、阿莫西林胶囊等药物进行治疗，平时做好术后护理。保持伤口清洁干燥，避免感染扩散。同时，患者应多饮水，多排尿，以冲洗尿道，减少细菌滋生。

对于留置导尿管引起的尿失禁，患者可以在医生的指导下使用双氯芬酸钠肠溶片、对乙酰氨基酚片、吲哚美辛胶囊等药物进行治疗，还可以多喝水，多排尿，一般在经过治疗后，尿失禁的症状会有所缓解。在留置导尿管期间，患者应注意个人卫生，定期更换导尿管，避免导尿管堵塞或感染。

对于麻醉药作用引起的尿失禁，一般待麻醉药失效后，尿失禁的症状也会随之消失，无需进行特殊处理。

2.输尿管穿孔

在输尿管镜手术中，输尿管穿孔的发生率为4.7%。主要原因包括输尿管扩张迂曲、扭曲成角、狭窄或结石有息肉包裹，视野不清，强行进镜而发生穿孔；盲目使用取石钳、套石篮取石，造成管壁损伤、穿孔；输尿管有明显炎症、水肿，局部管壁脆性高，碎石操作不当；操作时间长或区域麻醉效果不佳，输尿管痉挛，粗暴操作等。

防治措施包括在直视下操作，轻柔进镜，做到见腔进镜，无腔退镜，进退结合。在手术过程中，医生应密切观察输尿管的情况，避免强行进镜或操作不当。发生输尿管痉挛、输尿管镜抱紧感时，应停止操作，等待痉挛过后再开始操作或注入1%利多卡因5ml，缓解痉挛。穿孔发生后，若穿孔较小，可放置双J管超过穿孔处引流，防止尿液外渗；若穿孔较大、尿液外渗严重或支架管无法超越穿孔处时，应立即手术探查，修补损伤的输尿管。

3.输尿管黏膜下假道

输尿管镜下气压弹道碎石治疗输尿管结石，发生输尿管黏膜下假道约3.6%。多发生于结石梗阻时间较长、肾积水严重、输尿管局部扭曲，结石有息肉包裹或体外震波碎石后局部水肿，视野不清强行进镜所致。

若发现黏膜下假道，须先退镜到正常部位，看到正常黏膜后，再缓慢进镜，冲水，获得清晰视野，看清正常管道后，在导丝引导下进镜、碎石、置管。如果不能找到正常的管腔，应结束手术；严重损伤，或考虑穿孔等，则须及时开放手术处理。

4.输尿管断裂

在经尿道输尿管镜下治疗输尿管上段结石中，可能会发生输尿管断裂。造成输尿管断裂的原因有盲目击碎嵌顿结石、输尿管扭曲、视野不清而强行反复上镜、强行通过狭窄处、对炎症水肿等输尿管脆性高的病变估计不足、操作不当、术者动作粗暴、麻醉平面欠佳等。

处理方法是当发生输尿管断裂时，停止输尿管镜操作，改为开放手术，恢复输尿管的连续性。

5.输尿管全层黏膜撕脱

这是一种输尿管镜手术中非常严重的并发症。临床上时有发生，往往有输尿管狭窄等因素存在。造成黏膜撕脱还与操作者的操作熟练程度、操作时间过长以及镜体抱紧感时强行进退镜，或镜体反复快速进退和过度左右旋转镜体等操作有关。

对于输尿管全层黏膜撕脱的处理，女性患者若为壁内端撕脱，可采用镜下复位，留置双J管，保持输尿管。如果不能找到正常的管腔，应结束手术；严重损伤，或考虑穿孔等，则须及时开放手术处理。

二、前列腺手术麻醉的选择与术后膀胱痉挛的处理

（一）前列腺手术麻醉选择

前列腺手术的麻醉方式需要根据患者的具体情况进行选择，以确保手术的顺利进行和患者的安全。

1.麻醉方式概述

前列腺手术麻醉方式主要有腰麻和全麻两种。对于前列腺炎患者或前列腺增生患者，在进行经尿道前列腺切除术或开放性前列腺摘除术时，临床上多选用腰麻或全麻。这两种麻醉方式各有特点和适用范围。

腰麻是将局部麻醉药物注入蛛网膜下腔，使脊神经被阻滞，从而产生麻醉效果。腰麻的优点是麻醉效果确切，用药量相对较少，对患者的生理功能影响较小。但腰麻也有一定的局限性，如麻醉平面不易控制，可能会出现血压下降、心率减慢等不良反应。

全麻是通过静脉注射或吸入麻醉药物，使患者意识丧失、全身肌肉松弛，从而达到麻醉的目的。全麻的优点是麻醉效果稳定，患者在手术过程中完全无痛，且可以对患者的呼吸和循环功能进行有效的控制。但全麻的用药量较大，对患者的生理功能影响也较大，术后苏醒时间较长。

2.麻醉后的注意事项

在麻醉后，患者需要留置尿管。留置尿管的目的是引流尿液，防止尿液潴留，同时也可以观察患者的尿量和尿液颜色，了解患者的肾功能情况。建议保持尿管的通畅，避免尿管扭曲、受压或堵塞。

留置尿管的时间一般为7～10 d。在这段时间内，要注意观察患者的麻醉恢复情况，以及肠道恢复情况。麻醉恢复情况包括患者的意识、呼吸、循环等功能的恢复。肠道恢复情况主要观察患者的肠鸣音、肛门排气等情况。如果患者出现恶心、呕吐、腹胀等不适症状，应及时通知医生进行处理。

（二）前列腺术后膀胱痉挛的处理

1.原因

术后疼痛刺激：前列腺手术后，麻药作用消失后，手术部位会出现明显的疼痛感。这

种疼痛性刺激会导致膀胱不由自主地收缩，进而引起膀胱痉挛。疼痛是人体的一种保护性反应，但过度的疼痛会对患者的身体和心理造成不良影响。

导尿管刺激：前列腺手术一般需要插导尿管，而膀胱的交感神经分布在膀胱三角区、膀胱颈、前列腺和后尿道等部位。导尿管水囊注水过多会刺激膀胱三角区或过度牵拉导尿管，导致膀胱颈的压力过大，从而诱发膀胱痉挛。

术后继发感染：术后如果患者不注意个人卫生，容易导致病原体侵入，继发感染。当炎症波及膀胱时，有一定概率会诱发膀胱痉挛。感染是手术后常见的并发症之一，不仅会引起膀胱痉挛，还可能导致发热、尿频、尿急、尿痛等症状。

2.处理方法

对于术后疼痛刺激引起的膀胱痉挛，患者可以使用布洛芬、洛索洛芬钠、氟比洛芬酯等药物治疗。这些药物属于非甾体类消炎药，具有止痛、缓解膀胱痉挛的作用。在使用这些药物时，应注意观察患者是否出现胃肠道不适、头晕、皮疹等不良反应。如果出现不良反应，应及时通知医生进行处理。

对于导尿管刺激引起的膀胱痉挛，应注意减少导尿管水囊中的液体，以减轻对膀胱三角区的刺激。同时，在术后应尽早拔除导尿管，以改善膀胱痉挛。在拔除导尿管前，应先夹闭导尿管，观察患者的排尿情况。如果患者能够自行排尿，且尿量正常，即可拔除导尿管。

对于术后继发感染引起的膀胱痉挛，需使用药物进行抗感染治疗。如氧氟沙星、头孢呋辛钠、头孢噻肟钠等抗生素可以有效地杀灭病原体，控制感染。在使用抗生素时，应严格按照医嘱用药，避免滥用抗生素。同时，患者应注意个人卫生，保持外阴清洁，多喝水，多排尿，以促进细菌的排出。

三、肾脏移植手术麻醉的特殊要求与免疫抑制的协同

（一）肾脏移植手术麻醉的特殊要求

肾脏移植手术是一项复杂且关键的外科手术，对麻醉有着特殊的要求。

1.麻醉方法选择

全身麻醉：在肾脏移植手术中，一般选用静吸复合麻醉。麻醉诱导首选异丙酚、芬太

尼，这两种药物能够使患者迅速进入麻醉状态，为手术的开始创造良好条件。全麻维持一般多采用异氟烷、氧化亚氮、芬太尼、阿曲库铵、维库溴铵、罗库溴铵等药物。机械通气宜轻度过度通气，保持二氧化碳分压在$32 \sim 35 \, mmHg$，这样有助于维持患者的呼吸功能，避免二氧化碳潴留对身体造成不良影响。术毕一般不用肌松药拮抗药，宜继续进行辅助或控制呼吸，直至自主呼吸恢复。为防止术后肺部感染，推荐尽早拔出气管导管。全身麻醉能够确保患者在手术过程中完全无痛，同时可以有效地控制患者的呼吸和循环功能，为手术的安全进行提供有力保障。

连续硬膜外麻醉：连续硬膜外麻醉在肾脏移植手术中也有一定的应用。其优点是对全身影响较小，肌松弛良好，避免了肌松弛的副作用和气管插管可能引起的肺部感染。若阻滞平面较低，则对呼吸和心血管抑制也较轻。然而，连续硬膜外麻醉也存在不足之处，即不能确保麻醉效果，遇病情突变或麻醉效果欠佳时，麻醉处理较为被动。禁忌证包括凝血功能障碍、严重贫血、低血容量、肾衰竭。

2. 麻醉实施

全身麻醉：穿刺点多采用两点穿刺，上点选择T_{11}-L_2或T_{12}-L_1向头侧，L_{2-3}或L_{3-4}向尾侧。麻醉平面应覆盖下腹部和盆腔，上达T_{10}不宜超过T_8，下至S_5。通过这样的穿刺方式和麻醉平面的控制，可以确保手术区域得到充分的麻醉，为手术的顺利进行提供保障。

连续硬膜外麻醉：麻醉范围应覆盖下腹部和盆腔，上达T_{10}不宜超过T_8，下至S_5。与全身麻醉类似，连续硬膜外麻醉也需要控制麻醉范围，以确保手术区域的麻醉效果。

3. 麻醉管理要点

保证移植肾的血液灌流：肾功能不全的患者多伴有高血压，术中既要控制高血压，又要避免低血压。这是因为过高的血压可能会导致出血等并发症，而过低的血压则会影响移植肾的血液灌注，对移植肾的功能造成损害。因此，麻醉医生需要密切监测患者的血压，通过调整麻醉药物的剂量和使用血管活性药物等方式，维持患者的血压在合适的范围内。

监测血清钾：在肾脏移植手术中，需要密切监测血清钾的水平。肌松药琥珀胆碱可引起血钾升高；供肾灌注液进入循环、大量缺血输注以及通气不足诱发酸血症时，也会使细胞内钾外移，导致血钾升高。血钾升高的处理方法包括使用髓袢利尿剂促进钾的排泄，使用碳酸氢钠、氯化钙、葡萄糖酸钙等药物纠正酸血症，以及通过葡萄糖与普通胰岛素输注促进钾离子向细胞内转移，适当过度通气也有助于降低血钾水平。

注意尿量：移植肾循环建立后，应重新记录尿量，如尿量偏少或无尿可静注呋塞米、甘露醇等利尿剂促进尿液排出。术中需监测CVP，失血过多时应输新鲜血，以维持患者的血容量和血液循环功能。

配合手术步骤用药：移植肾血管吻合开放前，依次给予甲泼尼龙6～8mg/kg静注、呋塞米100mg缓慢静滴或40～60mg静注、20%甘露醇100ml静滴、环磷酰胺200mg静注、多巴胺2～3μg/（kg·min）静滴。这些药物的使用可以起到预防排斥反应、促进尿液排出、保护肾功能的作用。

此外，肾移植全麻可以选择单纯全身麻醉或者是复合麻醉。单纯全身麻醉主要是通过静脉麻醉方法来做治疗的，需要通过静脉给药的方式将全麻药注射到机体当中，通过血液循环可以作用于中枢神经系统，使患者进入到麻醉的状态。复合麻醉一般指的是同时或先后应用两种以上的麻醉药物，以及其他的辅助药物，来达到完成整个手术效果。可以通过静脉输入麻醉药物以及吸入麻醉药物等两种方法来做改善。肾脏移植属于一种创伤性比较大的手术治疗，应根据个人情况来选择合适的麻醉方式，同时在手术之前需要到医院做全身性检查。

肾移植术的麻醉方式有两种，第一种是单纯全身麻醉，第二种是复合麻醉，即全身麻醉复合椎管内麻醉。肾移植患者有肾功能衰竭，麻醉科医生会选择不通过肝肾代谢的药物来减轻肝脏和肾脏负担。所以目前大多数医院在肾移植麻醉过程中会选择复合麻醉，静脉全身麻醉使患者术中在保持无痛、舒适、肌松状态，椎管内麻醉主要负责术后镇痛。

全身麻醉和腰硬联合麻醉是肾移植最多采用的麻醉方法。肾移植术中，移植肾多放在髂窝内。围术期保证移植肾的组织灌注和氧供需平衡最为关键。尿毒症患者常合并高血压、贫血、电解质紊乱、凝血功能障碍等重要器官并发症。麻醉前应充分了解患者的疾病状态及程度、并发症和心肺等重要脏器的功能，术前充分的评估和准备，选择合理的麻醉方式和麻醉药物。术前准备包括充分的透析，禁食水，纠正严重的贫血，控制高血压和改善心功能。麻醉方法可选用全身麻醉和硬膜麻醉。麻醉药物选择尽量选择不经肾脏排泄、对肾毒性小、不减少肾血流的药物。吸入麻醉药可选用异氟烷和恩氟烷；静脉麻醉药可选用丙泊酚、依托咪酯、咪达唑仑；镇痛药可选用芬太尼、舒芬太尼和瑞芬太尼；肌松药可选择阿曲库铵、苯磺顺阿曲库铵、维库溴铵和罗库溴铵。腰硬联合麻醉在胸12和腰1椎体间隙行硬膜外穿刺，成功后置入硬膜外导管，在腰3～4椎间隙行腰麻穿刺给药。术中管理要维持良好的镇痛，肌肉松弛。保证肾的组织灌注和氧的供需平衡，血压最好维持在术前水平，在血管吻合完毕开放血流前，避免低血压。术中监测pH值和电解质，并及时纠正异常。术后处理要积极完善术后镇痛，提高患者的舒适度，可显著降低手术麻醉的并发症的发生率。

（二）免疫抑制药物的协同

肾移植手术后需要长期服用免疫抑制剂，以防止排斥反应发生。常用的免疫抑制剂包括钙调磷酸酶抑制剂（如环孢素A、他克莫司等）、哺乳动物西罗莫司靶蛋白抑制剂（如西罗莫司、依维莫司等）、抗增殖及代谢类药物（如吗替麦考酚酯、来氟米特、硫唑嘌呤、咪唑立宾等）、糖皮质激素（如泼尼松、甲泼尼龙等）、生物制剂（如利妥昔单抗、依那西普等）。需要注意的是，肾移植术后的免疫抑制剂治疗方案需要根据患者的具体情况进行个体化制订，并需要定期进行药物浓度监测，以确保药物在安全有效的范围内。

麻醉医生在围术期需要注意免疫抑制药物与麻醉药物的相互作用，避免药物不良反应的发生。免疫抑制剂对麻醉的影响主要包括降低麻醉药物的药效、增加术中出血、增加低血压发生的概率、增加心脏毒性作用、肝肾功能损伤等。例如，免疫抑制剂具有抑制免疫反应的作用，如果患者在使用免疫抑制剂期间进行麻醉，可能会降低麻醉药物的药效，从而影响手术的顺利进行。如果患者长期使用免疫抑制剂，可能会使体内的血小板减少，从而增加术中出血的概率。免疫抑制剂还具有一定的抑制免疫反应的作用，在一定程度上也会影响到血压的正常值，从而出现血压偏低的情况。此外，免疫抑制剂具有一定的心脏毒性作用，如果患者未遵医嘱使用，可能会导致心肌细胞受到损伤。免疫抑制剂主要是通过抑制免疫反应，从而达到治疗疾病的效果。如果患者长期使用免疫抑制剂，可能会加重肝肾负担，从而引起肝肾功能损伤的情况。

合理的麻醉管理可以促进患者术后康复，提高免疫抑制剂的治疗效果。在肾脏移植手术中，麻醉医生需要根据患者的具体情况选择合适的麻醉方法和药物，密切监测患者的生命体征和药物反应，及时处理各种并发症。同时，麻醉医生还需要与手术医生和其他医护人员密切配合，共同为患者提供优质的医疗服务，促进患者的术后康复。

四、泌尿外科腹腔镜手术麻醉的注意事项与液体管理

（一）泌尿外科腹腔镜手术麻醉注意事项

1.麻醉方式选择

全身麻醉：泌尿外科腹腔镜手术中，全身麻醉效果良好，能确保患者无痛感。但也存在一定风险，如呼吸抑制、血压波动等。因此，需要严密监测患者的生命体征，以确保麻醉安全。例如，在手术过程中，麻醉医生需时刻关注患者的呼吸频率、深度以及血压的变化，及时调整麻醉药物的剂量和通气参数。

局部麻醉：操作相对简单，风险较低，术后恢复较快。然而，其麻醉效果有限，可能会影响手术效果。适用于简单、短小的手术，如输尿管镜检查、肾结石碎石等。以输尿管镜检查为例，局部麻醉可以减少患者的不适感，同时也能降低手术风险和术后恢复时间。

复合麻醉：将两种或以上的麻醉方式相结合，可达到更好的麻醉效果。如全身麻醉+局部麻醉、静脉麻醉+局部麻醉、吸入麻醉+局部麻醉等。适用于泌尿外科腹腔镜手术，能提高手术安全性和成功率。例如，在一些复杂的后腹腔镜手术中，先采用全身麻醉使患者进入无意识状态，再结合局部麻醉，减少全身麻醉药物的用量，降低并发症的发生风险。

2.术前评估

患者基本情况：包括年龄、性别、体重、身高、病史等。不同年龄段的患者对麻醉的耐受性不同，老年人可能伴有多种慢性疾病，需要更加谨慎地选择麻醉方式和药物剂量。例如，老年患者如果有心血管疾病史，在麻醉前需要对心脏功能进行详细评估，以确定是否能够承受手术和麻醉的压力。

麻醉风险评估：主要评估麻醉药物过敏、呼吸系统疾病、心血管疾病等。对于有呼吸系统疾病的患者，如慢性阻塞性肺疾病，需要考虑全身麻醉对呼吸功能的影响，可能需要选择对呼吸抑制较小的麻醉药物或采用局部麻醉结合镇静的方式。

麻醉方式选择：根据患者的具体情况，选择局部麻醉、全身麻醉、椎管内麻醉等。如果患者有脊柱畸形或凝血功能障碍，椎管内麻醉可能不适用，需要选择其他麻醉方式。

麻醉药物剂量：根据患者体重、年龄等因素确定麻醉药物剂量。儿童和老年人通常需要减少麻醉药物的剂量，以避免药物过量引起的不良反应。

3.麻醉剂量

麻醉剂量的副作用：注意麻醉剂量可能引起的不良反应，如呼吸抑制、低血压等。呼吸抑制是全身麻醉常见的副作用之一，可能导致患者缺氧，严重时可危及生命。低血压则可能影响重要器官的血液灌注，对患者的健康造成损害。

麻醉剂量的监测：通过监测患者的生命体征，确保麻醉剂量的准确性和安全性。常用的监测指标包括心率、血压、呼吸频率、血氧饱和度等。如果发现患者的生命体征出现异常变化，应及时调整麻醉剂量。

麻醉剂量的调整：根据手术过程中的实际情况，及时调整麻醉剂量。例如，在手术过程中，如果患者出现疼痛反应，可能需要增加麻醉药物的剂量；如果患者出现呼吸抑制或低血压，应减少麻醉药物的剂量。

麻醉剂量的选择：根据患者的年龄、体重、身体状况等因素综合考虑。对于身体状况较差的患者，应选择较小的麻醉剂量，以降低并发症的发生风险。

4.术后镇痛

术后镇痛药物的选择：根据患者病情和手术类型选择合适的镇痛药物。对于泌尿外科腹腔镜手术，常用的镇痛药物有非甾体类消炎药、阿片类药物等。如果患者有胃肠道疾病，应避免使用对胃肠道有刺激性的镇痛药物。

术后镇痛药物的剂量：根据患者体重、年龄等因素确定镇痛药物的剂量。儿童和老年人通常需要减少镇痛药物的剂量，以避免药物过量引起的不良反应。

术后镇痛药物的给药方式：选择合适的给药方式，如口服、静脉注射等。对于术后疼痛较轻的患者，可以选择口服镇痛药物；对于疼痛较重的患者，可能需要静脉注射镇痛药物。

术后镇痛药物的副作用：关注镇痛药物的副作用，如恶心、呕吐等，并采取相应的预防措施。例如，在使用阿片类镇痛药物时，患者可能会出现恶心、呕吐等副作用，可以给予止吐药物预防。

（二）泌尿外科腹腔镜手术液体管理

术前评估患者的液体状态，包括血容量、电解质水平等。通过病史询问、体格检查和实验室检查等方式，了解患者的液体摄入和排出情况，以及是否存在脱水、电解质紊乱等问题。例如，对于有高血压、心脏病等慢性疾病的患者，需要评估其心功能和肾功能，以确定合适的液体治疗方案。

根据手术类型和患者情况，制订合理的液体治疗方案。对于泌尿外科腹腔镜手术，一般需要补充适量的晶体液和胶体液，以维持血容量和组织灌注。例如，在手术过程中，可以根据患者的失血量、尿量等情况，适时补充生理盐水、葡萄糖等晶体液，以及白蛋白、羟乙基淀粉等胶体液。

术中密切监测患者的生命体征和尿量，及时调整液体输入量。通过监测心率、血压、中心静脉压等指标，了解患者的循环功能和血容量状态；通过监测尿量，了解患者的肾脏功能和液体平衡情况。例如，如果患者的尿量减少，可能提示血容量不足，需要增加液体输入量；如果患者的中心静脉压升高，可能提示液体过多，需要减少液体输入量。

注意避免液体过多或过少，以免引起并发症。液体过多可能导致肺水肿、心力衰竭等并发症；液体过少可能导致低血压、肾功能损害等并发症。例如，在手术过程中，要严格控制液体的输入速度和总量，避免过快或过多地输入液体。

对于手术时间较长的患者，需要注意补充电解质和营养物质。长时间的手术可能导致患者体内电解质紊乱和营养物质消耗，需要适时补充钾、钠、钙等电解质，以及葡萄糖、氨基酸等营养物质。例如，可以在液体中加入适量的电解质和营养物质，以维持患者的生理功能。

五、总结

泌尿外科手术麻醉是一项复杂而重要的工作，涉及泌尿系统结石手术、前列腺手术、肾脏移植手术和泌尿外科腹腔镜手术等多个方面。

在泌尿系统结石手术中，需根据患者具体情况选择全身麻醉或椎管内麻醉，小儿及老年患者的麻醉方法选择更要谨慎考虑。同时，要注意防治尿失禁、输尿管穿孔、输尿管黏膜下假道、输尿管断裂和输尿管全层黏膜撕脱等并发症。

前列腺手术的麻醉方式有腰麻和全麻，需根据患者具体情况选择合适的方式，并注意麻醉后的留置尿管及恢复情况观察。对于术后膀胱痉挛，可根据疼痛刺激、导尿管刺激和术后继发感染等不同原因进行相应处理。

肾脏移植手术麻醉有特殊要求，包括麻醉方法选择、麻醉实施和麻醉管理要点等。同时，要注意免疫抑制药物与麻醉药物的相互作用，合理的麻醉管理可促进患者术后康复，提高免疫抑制剂的治疗效果。

　　泌尿外科腹腔镜手术麻醉要注意麻醉方式选择、术前评估、麻醉剂量和术后镇痛等事项，同时做好液体管理，包括术前评估患者液体状态、制订合理治疗方案、术中密切监测和调整液体输入量，以及注意避免液体过多或过少，为手术时间较长的患者补充电解质和营养物质。

　　总之，麻醉医生在泌尿外科手术中需根据不同手术类型和患者具体情况，选择合适的麻醉方法，密切监测患者生命体征，防治并发症，与外科医生密切合作，共同为患者的健康服务。

第十三章　妇产科手术麻醉

妇产科手术对于女性的健康至关重要，涉及生育、妇科疾病治疗等多个方面。而麻醉在妇产科手术中扮演着不可或缺的角色。麻醉在妇产科手术中的重要性主要体现在以下几个方面。首先，保护母体安全。妇产科手术中合理使用麻醉可以有效降低手术期间母体的疼痛和应激反应，维持生命体征的稳定，保护母体的生理功能，减少并发症的发生。其次，促进胎儿健康。正确选择麻醉药物和方法，可以最大限度地保护胎儿，减少药物对胎儿的影响，维护胎儿的生理指标，促进胎儿健康发育。再者，缩短手术时间。合理应用麻醉技术可以降低手术风险，缩短手术时间，提高手术效率，减轻医患双方的心理负担。最后，提高手术质量。正确选择麻醉药物和麻醉方法可以改善手术条件，增加手术操作的便利性和准确性，从而提高手术质量，减少术后并发症。

一、妇科常见手术麻醉要点

（一）麻醉方法选择

分析不同妇科常见手术适用的麻醉方法，如硬膜外麻醉、全身麻醉等的优缺点及适用情况。

硬膜外麻醉：硬膜外麻醉在妇科常见手术中有一定的应用。其优点在于能提供较好的术后镇痛效果，减少阿片类药物的使用量，有利于患者术后恢复。同时，对患者的生理干扰相对较小，尤其适用于合并有呼吸系统疾病的患者。然而，硬膜外麻醉也存在一些缺点，如麻醉起效相对较慢，可能需要较长时间才能达到满意的麻醉效果。此外，硬膜外麻醉的操作技术要求较高，需要专业的麻醉医生进行操作，且存在一定的失败率。对于手术时间较长、手术复杂程度较高的妇科常见手术，硬膜外麻醉可能无法提供足够的麻醉深度和肌肉松弛效果。

全身麻醉：全身麻醉在妇科常见手术中应用广泛。其优点是患者在手术过程中完全失去意识，不会感到疼痛和恐惧，手术医生可以在安静的环境下进行操作。全身麻醉还能提供良好的肌肉松弛效果，有利于手术的进行。对于手术复杂、手术时间较长的患者来说，全身麻醉可能更为合适。此外，全身麻醉可以减少手术过程中的应激反应，有助于术后恢复。然而，全身麻醉的风险相对较高，需要专业的麻醉师进行管理和调整。全身麻醉可能会引起一些并发症，如恶心、呕吐、呼吸抑制等。同时，全身麻醉的费用相对较高，恢复时间也较长。

（二）术前评估与准备

详细阐述对患者进行术前评估的重要内容，包括身体状况、并发症、过敏史等，以及相应的术前准备措施，如饮食要求、生化检查等。

1.术前评估

病史询问：术前应对患者的病史进行充分的询问，包括既往的妇科疾病史、手术史、家族史、药物过敏史等。这些信息有助于评估患者的手术风险，制订合理的手术方案。

体格检查：术前应对患者进行全面的体格检查，包括心肺、神经、泌尿生殖系统等方面。这有助于评估患者的手术风险，发现可能存在的并发症。

实验室检查：术前应对患者进行必要的实验室检查，包括血常规、肝功能、肾功能、电解质等方面。这有助于评估患者的身体状况，确定手术的可行性和安全性。

心电图检查：对于年龄较大或有心脏疾病史的患者，术前应进行心电图检查，评估心脏的健康情况。

精神状况评估：手术会对患者的生活产生一定的影响，术前应对患者的精神状况进行评估，并给予必要的心理支持。

2.术前准备

禁饮食要求：术前患者需要禁食一定时间，以减少手术过程中呕吐和误吸的风险。一般来说，患者在手术前6～8 h应禁食固体食物，2～4 h应禁饮清水。

生化检查：术前进行生化检查可以了解患者的肝肾功能、血糖、血脂等情况，为麻醉药物的选择和剂量调整提供依据。

肠道准备：对于一些需要进行肠道手术的患者，术前需要进行肠道准备，如清洁灌肠等，以减少肠道内的细菌和粪便，降低手术感染的风险。

（三）术中麻醉管理

讨论手术过程中的麻醉监测指标，如生命体征、血氧饱和度等，以及如何根据手术进展调整麻醉深度和药物剂量。

1.麻醉监测指标

生命体征：包括血压、心率、呼吸频率等，这些指标可以反映患者的心血管和呼吸系统功能。在手术过程中，麻醉医生应密切监测患者的生命体征，及时发现并处理异常情况。

血氧饱和度：血氧饱和度是反映患者氧气供应情况的重要指标。在手术过程中，麻醉医生应通过脉搏血氧饱和度监测仪实时监测患者的血氧饱和度，确保患者的氧气供应充足。

其他监测指标：根据手术的需要，还可以监测其他指标，如心电图、体温、尿量等。

2.调整麻醉深度和药物剂量

根据手术进展调整麻醉深度：在手术过程中，麻醉医生应根据手术的进展情况调整麻醉深度。例如，在手术开始时，需要给予患者足够的麻醉药物，以确保患者在手术过程中不会感到疼痛和不适。随着手术的进行，麻醉药物的剂量可以逐渐减少，以避免麻醉过深对患者的身体造成不良影响。

根据患者的反应调整药物剂量：在手术过程中，麻醉医生应密切观察患者的反应，如心率、血压、呼吸频率等，根据患者的反应调整药物剂量。如果患者出现心率加快、血压升高、呼吸急促等情况，可能需要增加麻醉药物的剂量；如果患者出现心率减慢、血压降低、呼吸抑制等情况，可能需要减少麻醉药物的剂量。

（四）术后护理与恢复

1.强调术后对患者的护理要点

包括疼痛管理、预防并发症等，促进患者快速康复。

疼痛管理：术后疼痛是患者常见的不适症状之一。麻醉医生应根据患者的疼痛程度给予适当的镇痛药物，如阿片类药物、非甾体类消炎药物等。同时，还可以采用物理镇痛方法，如冷敷、热敷、按摩等，缓解患者的疼痛。

2.预防并发症

预防感染：术后患者的免疫力较低，容易发生感染。麻醉医生应指导患者保持伤口清洁干燥，避免伤口沾水。同时，还可以给予患者适当的抗生素，预防感染。

预防血栓形成：术后患者长时间卧床，容易发生血栓形成。麻醉医生应指导患者尽早下床活动，促进血液循环。同时，还可以给予患者适当的抗凝药物，预防血栓形成。

其他并发症的预防：根据手术的类型和患者的具体情况，还可以采取其他预防并发症的措施，如预防尿潴留、预防肺部感染等。

3.促进患者快速康复

饮食指导：术后患者的饮食应根据手术的类型和患者的具体情况进行调整。一般来说，患者在术后应先禁食一段时间，然后逐渐恢复饮食。在饮食恢复过程中，应先给予患者流质食物，然后逐渐过渡到半流质食物和普通食物。

活动指导：术后患者应尽早下床活动，促进血液循环和胃肠蠕动。在活动过程中，应注意避免过度劳累和剧烈运动。

心理支持：术后患者可能会出现焦虑、抑郁等情绪问题。麻醉医生应给予患者心理支持，帮助患者缓解情绪问题，促进患者的康复。

二、妇科腹腔镜手术麻醉的特殊管理与并发症预防

（一）腹腔镜手术对生理功能的影响

1.对循环功能的影响

气腹压力与心血管系统变化密切相关。当气腹压力升高时，首先会压迫内脏小静脉，使腹腔脏器（如肝、肾、胃、脾等）贮血量减少。在气腹压为10 mmHg时，内脏小静脉受压，腹腔脏器贮血量减少，静脉回流量增多，中心静脉压升高，表明下腔静脉与内脏血管受压。当气腹压上升至15 mmHg时，回心血量减少，心排血量降低；若气腹压达到20 mmHg以上，回血量明显减少，心排血量显著下降。此外，气腹压增高还可通过迷走神经反射引起心率减慢，严重者可发生心脏停搏。

2.对呼吸功能的影响

随着气腹压力升高，膈肌向胸腔内移位，导致肺泡无效腔量增多、功能残气量降低、肺容量减少、胸肺顺应性下降、呼吸道内压上升、呼吸道阻力增高。这些变化容易导致机

体低氧和高碳酸血症的发生。全麻患者气管内插管稍深时，加之膈肌向胸腔移位，容易造成气管导管尖端接触隆突或进入一侧支气管，从而引起意外性单肺通气。

3. 对肾功能的影响

当气腹压达到20 mmHg时，肾血管阻力增高，肾血流量减少，肾小球滤过率下降，尿量可减少。

4. 二氧化碳吸收后对机体的其他影响

气腹压力增高、持续时间较长时，可促进二氧化碳向腹膜内渗透并吸收。腹腔压力越大、手术时间越长，二氧化碳吸收入血则越多，机体二氧化碳蓄积可引起酸中毒，严重者导致心律失常。对于老年、肥胖和伴有阻塞型呼吸功能障碍的患者，影响更为显著。

5. 体位的影响

上腹部腹腔镜手术常使头胸部处于高位，体质较差且血容量不足的患者，该体位可减少回心血量，容易出现低血压。下部腹腔镜手术（如妇科腹腔镜手术）使头低足高体位，腹腔内压需达20~40 mmHg，除膈肌上移使肺容量减少外，容易引起上腔静脉回流受阻、脑静脉淤血，以致颅压与眼压增高。

（二）实施麻醉要点

1. 术前准备

对于有心、肺功能障碍的患者，提前监测心电图和检查肺功能至关重要。通过这些检查可以评估患者对二氧化碳气味的耐受程度，为手术麻醉方案的制订提供依据。肥胖患者及孕妇通常腹腔内压较高，二氧化碳气腹后更容易引起恶心、呕吐与误吸。因此，术前或术中可预防性应用镇吐药或抗酸药，以减少这些风险。

2. 麻醉选择

气管内插管全麻和硬膜外阻滞均可用于妇科腹腔镜手术，但前者更为理想，尤其对于年老体弱、肥胖、手术时间长及有心、肺疾病的患者。气管内插管全麻可防止腹腔压力增高引起的胃内容物反流与误吸，保障呼吸道通畅，维持有效气体交换量，借助监测呼气末二氧化碳分压调节呼吸参数，确保每分通气量，维持$PaCO_2$在正常范围内。而硬膜外阻滞适用于全身状况良好且手术时间较短的患者，但术前需详细了解患者的心、肺功能状况，心、肺功能代偿不良者不宜选用。

3.气管内插管全麻

气管内插管具有诸多优势。它可防止胃内容物反流与误吸，保障呼吸道通畅，调节呼吸参数。全凭静脉全麻中常用药物如丙泊酚、咪达唑仑、芬太尼类、维库溴铵等，可根据患者全身状况和对药物的反应进行选择。超短效静脉麻醉药在肥胖患者和头低足高体位手术中更为理想，如丙泊酚与雷米芬太尼搭配，作用时间短、无蓄积，可降低颅压和眼压。喉罩建立人工呼吸道可显著减少或避免由气管内插管所致的心血管应激反应，提高患者舒适度。

4.硬膜外阻滞

全身状况良好且手术时间较短者可选择硬膜外阻滞，但需详细了解心、肺功能状况，心、肺功能代偿不良者不宜选用。因为二氧化碳气腹后可出现缺氧与高碳酸血症，以及心排血量降低等一系列呼吸、循环功能的改变。

（三）并发症预防与处理

1.呼吸、循环系统并发症

为预防和处理因气腹和体位引起的缺氧、高碳酸血症、心排血量降低等呼吸、循环功能改变，可采取以下措施。在麻醉过程中，密切监测患者的生命体征、血氧饱和度等指标，根据手术进展及时调整麻醉深度和药物剂量。对于高碳酸血症，可通过控制性过度通气排出二氧化碳，防止二氧化碳在体内蓄积。同时，调整呼吸机参数，始终维持呼气末二氧化碳分压和动脉血二氧化碳分压在正常值范围内。

2.反流误吸

预防反流误吸的措施包括术前禁食禁饮，严格遵守手术前8h禁止进食固体食物、2～4h禁饮清水的要求。合理选择麻醉方法，对于高危人群如急诊及饱胃患者、孕产妇、婴幼儿等，应更加谨慎地选择地麻醉方式。发生反流误吸后，应立即进行口腔吸引，紧急行气管插管，加深麻醉，充分吸引后行机械通气。

3.皮下气肿、气胸

皮下气肿、气胸的发生原因主要是气腹压力过高、穿刺技术不当等。预防方法包括正确的穿刺技术、避免气腹压力过高、及时排出多余的气体等。一旦出现皮下气肿、气胸，应根据具体情况进行处理。对于皮下气肿，通常会在几天内自行吸收，不需要特殊处理；

对于气胸，需要及时进行胸腔闭式引流等处理。

4.声音嘶哑、咽喉痛

气管插管和喉罩使用可能导致声音嘶哑、咽喉痛，原因主要是对咽喉部的刺激。预防方法包括选择合适的气管导管和喉罩尺寸，操作轻柔，减少对咽喉部的损伤。治疗方法可给予润喉药物、局部雾化等，缓解症状。

5.栓塞、肺水肿

栓塞、肺水肿的危险因素包括手术时间长、气腹压力高、患者自身基础疾病等。预防策略包括预防性使用抗凝药物、密切观察患者的生命体征、及时发现并处理异常情况。发生栓塞、肺水肿后，应立即进行紧急处理，如给予吸氧、利尿、强心等药物治疗，严重者可能需要进行机械通气等支持治疗。

三、产科手术麻醉的风险评估与紧急应对措施

（一）产科手术麻醉的风险评估

1.产妇身体状况评估

详细了解产妇的既往病史、手术史、过敏史等，评估其对麻醉的潜在影响。在进行产科手术麻醉前，全面了解产妇的既往健康状况至关重要。例如，若产妇有过心脏病史，可能在麻醉过程中面临更高的心血管风险。曾接受过某些特定手术的产妇，其身体可能存在一些特殊的生理变化，影响麻醉的选择和效果。对于有过敏史的产妇，必须谨慎选择麻醉药物，避免引发过敏反应。这些因素都可能对麻醉产生潜在的影响，需要麻醉医生在术前进行详细的评估和分析。

检查产妇的心肺功能、肝肾功能等重要脏器功能，判断其耐受麻醉的能力。产妇的心肺功能直接关系到麻醉过程中的呼吸和循环稳定。通过听诊、心电图、超声心动图等检查手段，可以评估产妇的心脏功能是否正常，有无心律失常、心肌缺血等问题。肺部功能的评估包括呼吸频率、肺活量、血气分析等，以确定产妇是否能够耐受麻醉过程中的呼吸抑制。肝肾功能的检查也不可忽视，因为麻醉药物主要通过肝脏代谢和肾脏排泄。如果产妇的肝肾功能受损，可能会导致麻醉药物代谢减慢、蓄积，增加药物毒性反应的风险。

关注产妇的孕期情况，如孕周、胎儿状况等，考虑对麻醉的特殊要求。不同孕周的产

妇对麻醉的需求可能有所不同。例如，在孕早期，胎儿器官发育尚未完全，此时应尽量避免使用可能对胎儿有潜在危害的麻醉药物。而在孕晚期，随着胎儿的增大，子宫对下腔静脉的压迫可能导致仰卧位低血压综合征，在麻醉过程中需要特别注意产妇的体位调整。此外，胎儿的状况也会影响麻醉的选择。如果胎儿存在宫内窘迫等情况，需要尽快结束分娩，可能需要选择起效更快的麻醉方法。

2.手术类型与风险评估

不同类型的产科手术，如剖宫产、顺产助产等，其麻醉风险有所不同。剖宫产手术通常需要更严格的麻醉管理。剖宫产手术一般分为择期剖宫产和紧急剖宫产。择期剖宫产通常在产妇和胎儿状况相对稳定的情况下进行，麻醉医生有更多的时间进行术前评估和准备。然而，紧急剖宫产往往是在产妇或胎儿出现危急情况时进行，时间紧迫，对麻醉医生的决策和操作能力提出了更高的要求。在剖宫产手术中，需要考虑手术时间、出血量等因素。手术时间较长可能增加产妇感染的风险，也会使麻醉药物的作用时间延长，需要密切监测麻醉效果和产妇的生命体征。出血量较大时，可能导致产妇血容量不足、低血压等情况，需要及时补充血容量并调整麻醉药物的剂量。

顺产助产可能需要紧急麻醉干预，评估产妇和胎儿在产程中的突发情况。顺产助产包括产钳助产、胎头吸引助产等。在顺产过程中，如果出现胎儿窘迫、产程延长等情况，可能需要紧急进行麻醉干预，以帮助产妇尽快分娩。此时，麻醉医生需要迅速评估产妇和胎儿的状况，选择合适的麻醉方法。例如，如果情况紧急，可能需要选择局部麻醉或全身麻醉，但全身麻醉可能会对胎儿产生一定的影响，需要谨慎权衡利弊。同时，还需要考虑产妇在产程中的突发情况，如子宫破裂、羊水栓塞等，这些情况可能危及产妇和胎儿的生命，需要立即进行手术和麻醉处理。

3.麻醉方法的风险评估

全身麻醉的风险包括插管困难、反流误吸、药物对胎儿的影响等。全身麻醉在产科手术中通常用于紧急情况或产妇无法配合椎管内麻醉的情况。插管困难是全身麻醉的一个重要风险因素，尤其是对于肥胖、颈部短粗或有气道畸形的产妇。插管失败可能导致缺氧、脑损伤甚至死亡。反流误吸也是全身麻醉的常见风险，由于产妇在孕期胃肠道蠕动减慢、括约肌松弛，加上子宫增大对胃的压迫，容易发生反流误吸。为了降低反流误吸的风险，术前应严格禁食水，并在诱导麻醉时采取快速顺序诱导等措施。此外，全身麻醉药物可能通过胎盘进入胎儿体内，对胎儿产生影响。虽然在剖宫产手术时，全身麻醉的药物使用量非常小，对胎儿的影响在临床上通常被认为可以忽略，但仍需要谨慎选择药物，控制药物剂量和麻醉深度。

椎管内麻醉可能出现阻滞不全、低血压、头痛等并发症。椎管内麻醉是产科手术中常用的麻醉方法，包括硬膜外麻醉、腰麻和腰麻-硬膜外联合麻醉等。阻滞不全是椎管内麻醉的一个常见问题，可能导致产妇在手术过程中感到疼痛。这可能与麻醉药物的剂量、注射部位、产妇的个体差异等因素有关。如果出现阻滞不全，需要及时调整麻醉药物的剂量或采取其他补救措施。低血压也是椎管内麻醉的常见并发症之一，主要是由于麻醉药物阻滞了交感神经，导致血管扩张，血容量相对不足。为了预防低血压，可在麻醉前进行预扩容，并在麻醉过程中密切监测血压，及时给予升压药物。头痛是椎管内麻醉的另一个并发症，尤其是硬脊膜穿破后头痛（PDPH）较为常见。PDPH的临床表现包括症状延迟出现，一般为1~7 d内出现头痛，且头痛为双侧性，通常发生在额部和枕部或两者兼有，极少累及颞部，在座起或站立15 min内头痛加重，平卧后30 min内头痛逐渐缓解或消失。PDPH的预防措施包括采用腰硬联合分娩镇痛时建议选用25~27号"笔尖式"蛛网膜下腔穿刺针、如使用切割型蛛网膜下腔穿刺针进行脊椎麻醉，则穿刺针斜口应与脊柱长轴平行方向进针、在硬膜外隙阻力消失试验中，减少使用空气，可用生理盐水代替空气、在硬膜外隙穿刺意外穿破硬脊膜（ADP）后，蛛网膜下腔留置硬膜外导管24 h以上可明显降低中重度PDPH的发生率等。如果出现PDPH，可采取卧床休息、注意补液和口服镇痛药治疗、静脉注射咖啡因20 mg且需反复给药、硬膜外隙充填法（包括无菌自体血15~20 ml；6%中分子量葡萄糖酐溶液15~20 ml；多次硬膜外隙充填；发生ADP后，蛛网膜下腔留置硬膜外导管24 h以上）、血补丁法等治疗措施。

评估不同麻醉方法在特定产妇群体中的适用性和风险。不同的麻醉方法在特定的产妇群体中具有不同的适用性和风险。例如，对于有凝血功能障碍的产妇，不适合做椎管麻醉，因为椎管麻醉是要在腰椎部进行穿刺，穿刺部位由于凝血功能障碍容易出血，出血就有可能导致椎管内的神经受到压迫，出现截瘫等并发症。局部有皮肤感染或者全身感染没有控制的产妇也不适合做椎管麻醉，容易导致感染进入椎管，引发严重的并发症。有难治性低血压或低血容量，或者是显性的大出血的产妇，做椎管内麻醉容易使血压进一步下降，出现休克等严重并发症。原发或继发性的宫缩乏力，产程进展缓慢的产妇也不适合做椎管麻醉。对椎管麻醉使用的药物过敏的产妇同样不适合。伴有严重的基础疾病，如神经系统的病变、颅内压增高、肺动脉高压、心衰等产妇也应谨慎选择椎管麻醉。而对于全身麻醉，虽然在紧急情况下可以使用，但也存在插管困难、反流误吸、药物对胎儿影响等风险。对于一些无法配合椎管内麻醉操作的产妇，如患有焦虑症的产妇，在条件允许的情况下尽可能地选择椎管内麻醉，在麻醉前与患者的家属进行相应的沟通，取得患者和家属的信任，使患者能够配合椎管内麻醉的操作。如果患者无法配合椎管内麻醉操作，也可全用全身麻醉，选用全身麻醉的剖宫产手术，需要和产科医生进行相应的交流，首先，在完成消毒铺单后再开始进行麻醉诱导，在麻醉诱导后即开始手术，减少麻醉药物进入体内到胎儿娩出的时间，在胎儿娩出前尽量少用或不用阿片类药物，以减少对胎儿呼吸的影响。

（二）产科手术麻醉的紧急应对措施

1.急诊剖宫产的紧急处理

（1）快速评估产妇和胎儿的紧急状况，确定手术的紧迫性

在接到急诊剖宫产的通知后，麻醉医生应迅速与产科医生沟通，了解产妇和胎儿的具体情况。通过胎心监护、超声检查等手段，评估胎儿的心率、胎动等指标，判断胎儿是否存在窘迫等紧急情况。同时，观察产妇的生命体征，如血压、心率、呼吸等，以及是否有阴道出血、子宫收缩等异常表现。根据这些信息，确定手术的紧迫性，为后续的麻醉选择和准备提供依据。

例如，若胎心监护显示胎儿心率持续下降，伴有胎动减少或消失，提示胎儿可能存在严重缺氧，需要尽快进行手术分娩。此时，应立即启动紧急剖宫产的应急预案，通知手术室、新生儿科等相关科室做好准备。

（2）全身麻醉的准备和实施，确保产妇和胎儿的安全

全身麻醉通常用于紧急剖宫产或产妇无法配合椎管内麻醉的情况。在准备全身麻醉时，应首先确保产妇的气道安全。检查产妇的口腔、牙齿、颈部活动度等，评估插管的难度。同时，准备好各种插管设备，如直接喉镜、可视喉镜、气管导管等。

麻醉诱导前，应给予产妇高流量吸氧，以提高其体内的氧储备。诱导药物可选择丙泊酚、罗库溴铵等，快速顺序诱导插管，同时按压环状软骨防止反流误吸。插管成功后，使用吸入麻醉药和氧气维持麻醉，严密监测血压、心率等生命体征。在胎儿娩出前，尽量少用或不用阿片类药物，以减少对胎儿呼吸的影响。

例如，对于一名因脐带脱垂而需要紧急剖宫产的产妇，全身麻醉可以迅速起效，确保胎儿尽快娩出。在麻醉诱导过程中，严格按照快速顺序诱导的步骤进行操作，插管顺利

后，调整麻醉药物的剂量和浓度，维持产妇和胎儿的生命体征稳定。

（3）处理椎管内麻醉失败的情况，及时转换为全身麻醉

椎管内麻醉是产科手术中常用的麻醉方法，但有时可能会出现阻滞不全、失败等情况。当椎管内麻醉失败时，应充分了解患者情况，尽可能停止操作，立即转换为全身麻醉以减轻对患者及胎儿的影响。

转换为全身麻醉时，应按照全身麻醉的准备和实施步骤进行操作。同时，要注意与产科医生沟通，确保手术的顺利进行。例如，如果在椎管内麻醉过程中，产妇出现疼痛、血压下降等不良反应，且调整麻醉药物剂量后仍无法改善，应果断转换为全身麻醉。通知手术室人员做好准备，迅速进行全身麻醉诱导和插管，以保证手术的继续进行。

2. 困难气道的应对

（1）配备先进的插管设备，如电子喉镜等

困难气道是产科麻醉中常见的问题之一。为了提高插管的成功率，应配备先进的插管设备，如电子喉镜。电子可视喉镜应作为插管的首选工具，其具有视野清晰、操作方便等优点，可以提高困难气道插管的成功率。

此外，还应准备其他插管设备，如带管芯气管导管、插管钳、插管型喉罩等，以备不时之需。例如，在面对一名肥胖的产妇，颈部短粗，传统喉镜插管困难时，使用电子喉镜可以更好地暴露声门，提高插管的成功率。

（2）掌握环甲膜穿刺和气管切开术等紧急气道开放技术

每个产科麻醉医师都应该熟练掌握环甲膜穿刺及气管切开术等紧急气道开放技术。在插管失败后，反复气管插管和不能及时进行紧急气道开放是造成灾难性后果的常见原因。

对于颈部标志物无法触及的患者，可以使用超声提高环甲膜定位的准确率和速度。例如，当产妇出现无法插管且无法给氧的紧急情况时，及时进行环甲膜穿刺或气管切开术，可以挽救产妇的生命。

（3）提高对困难气道的识别和处理能力，减少并发症的发生

在麻醉前，对产妇进行全面的气道评估，包括是否存在气管插管困难、面罩通气困难、声门上气道工具置入和通气的困难以及颈前紧急气道建立困难等。通过评估，确定产妇是否属于困难气道，并制订相应的麻醉计划。

在处理困难气道时，要注意避免气道损伤和误吸等并发症的发生。例如，在使用喉镜辅助置入声门上气道时，环状软骨加压不利于声门上气道置入，应注意操作技巧，减少气

道损伤。同时，要预防误吸和术中失血等并发症的发生。

3. 产妇大出血的处理

（1）准确估计失血量，采用定量失血量评估方法

产后出血（PPH）的早期识别和治疗依赖于准确、实时的失血量评估。定量失血量比视觉估计更准确和客观，它也可以提高PPH的检出率和促进早期医疗措施的升级。

可以采用称重法或容积法、监测患者生命体征、尿量和精神状态、休克指数法、血红蛋白水平测定等方法来估计失血量。例如，通过称重法计算产妇产后出血的量，每毫升失血相当于1~2ml晶体液，可以更准确地评估失血量，为后续的治疗提供依据。

（2）确定输血指征和输血方案，合理使用血浆、血小板等血液制品

输血指征应根据产妇的血红蛋白水平、出血量等因素来确定。当血红蛋白>100g/l时，不考虑输注红细胞；当血红蛋白<60g/l时，必须输注红细胞。出血凶险且尚未得到安全控制的患者应适当放宽输血指征。

对于血浆、血小板等血液制品的使用，应根据实验室结果或血栓弹力图来指导输血。例如，如果产妇的血小板计数<（50~75）×10^9/l，需输注标准剂量的血小板5~10ml/kg。在已经输注4U红细胞后仍有出血，建议血浆与红细胞至少以1∶2的比例输注。

（3）早期使用氨甲环酸控制出血，关注纤维蛋白原水平

既往多中心研究表明氨甲环酸（TXA）的使用可降低PPH女性的死亡率，因此世卫组织建议顺产或剖宫产分娩后出现PPH的产妇分娩后3h内应静脉注射TXA 1g。目前较多的证据支持早期静脉注射TXA 1g作为辅助手段控制剖宫产期间的PPH。

同时，要关注纤维蛋白原水平。据报道PPH期间纤维蛋白原水平可预测产妇预后。较多证据支持当纤维蛋白原<2g/l是使用纤维蛋白原或冷沉淀的指征。例如，当产妇出现大出血时，早期使用氨甲环酸，并监测纤维蛋白原水平，及时补充纤维蛋白原或冷沉淀，以控制出血。

（4）考虑自体血回输的可行性和安全性

研究证实自体血回输尚不存在羊水栓塞等临床安全性问题。许多机构目前在高风险出血病例中使用自体血回输；临床应用中白细胞过滤器的使用是有争议的，因为它可导致急性低血压。顺产期间自体血回输还在研究中。

在考虑自体血回输时，应评估产妇的具体情况，如出血量、凝血功能等。例如，对于一名预计出血量较大的产妇，可以在手术前准备好自体血回输设备，在手术过程中根据需

要进行自体血回输。

4.高血压危象的处理

（1）识别先兆子痫患者的高血压急症风险

先兆子痫患者易发生高血压急症，增加了颅内出血和心力衰竭等严重并发症的风险。重度单纯收缩性高血压出现脑部不良事件的风险高于重度舒张期高血压。

通过监测血压、尿常规、肝肾功能等指标，识别先兆子痫患者的高血压急症风险。例如，对于一名患有先兆子痫的产妇，定期监测血压，若血压持续升高且对高血压药物不敏感，应警惕高血压急症的发生。

（2）采取有效的降压措施避免颅内出血和心力衰竭等严重并发症

当血压持续不受控制并且对高血压药物不敏感时，无论胎龄如何，都需要尽快分娩。降压措施包括使用降压药物、调整体位等。

例如，可以使用硫酸镁等药物进行降压治疗。同时，让产妇保持左侧卧位，以减轻子宫对下腔静脉的压迫，改善血液循环。

（3）评估椎管内麻醉在子痫/HELLP综合征患者中的风险和益处

椎管内镇痛有益于子痫前期患者的血压管理。然而严重先兆子痫患者可能出现血小板低及凝血功能障碍等椎管内操作禁忌，产科麻醉和围产期学会最近的实践建议表明，当血小板计数 $> 70 \times 10^9$/l椎管内操作出现硬膜外血肿的风险可能较低。

在评估椎管内麻醉的风险和益处时，应综合考虑产妇的病情、凝血功能等因素。例如，对于一名患有子痫/HELLP综合征的产妇，如果血小板计数在安全范围内，可以考虑使用椎管内麻醉，以降低全身麻醉的风险。但如果凝血功能异常，应避免使用椎管内麻醉，选择全身麻醉。

四、高危妊娠产妇麻醉的个体化方案制订

（一）前置胎盘和胎盘早剥产妇的麻醉

1.麻醉前准备

前置胎盘和胎盘早剥的孕产妇容易发生失血性休克、弥散性血管内凝血（DIC）等并发症。因此，麻醉前应详细评估循环功能状态和贫血程度。除了进行血常规、尿常规、生

物化学检查外，还应重视血小板计数、纤维蛋白原定量、凝血酶原时间和凝血酶原激活时间检查，并做DIC过筛试验。警惕DIC和急性肾功能不全的发生，并予以防治。

2.选择合适的麻醉方法

麻醉选择应依病情轻重、胎心情况等综合考虑。凡母体有活动性出血，低血容量休克，有明确的凝血功能异常或DIC，全身麻醉是较安全的选择。如果胎儿情况较差要求尽快手术，也可选择全身麻醉。如果母体、胎儿情况尚好，则可选用椎管内阻滞。例如，对于中央型前置胎盘的产妇，如果情况稳定，可考虑采用半身麻醉，这种麻醉方式可以避免气管插管及呼吸器所造成的并发症，对身体的伤害相对较小。但具体选择哪种麻醉方案，建议听从医生的建议。

3.麻醉管理的注意事项

大出血产妇应开放两条以上静脉或行深静脉穿刺置入单腔或双腔导管，监测中心静脉压，记录尿量，预防急性肾功能不全，并做出对应处理。防治DIC，胎盘早剥易诱发DIC，围麻醉期应严密监测，积极预防处理。对怀疑有DIC倾向的产妇，在完善相关检查的同时，可预防性地给予小剂量肝素，并输入红细胞、血小板、新鲜冰冻血浆以及冷沉淀物等。产妇和胎儿情况正常时可选择椎管内麻醉，但要注意选择椎管内麻醉的条件，如避免局部有皮肤感染或者全身感染没有控制的情况，防止感染进入椎管引发严重并发症。

（二）妊娠高血压综合征产妇的麻醉

1.妊高征的分类和病理生理改变

妊高征是妊娠期特有的疾病，可分为五类：妊娠水肿、妊娠高血压、妊娠蛋白尿、先兆子痫、子痫，其中较为严重的是先兆子痫和子痫。重度妊高征（包括先兆子痫和子痫）易并发心力衰竭、脑出血、胎盘早剥等严重并发症。其基本病理生理改变为全身小动脉痉挛，导致各器官供血不足，外周阻力增加，产生高血压等一系列症状和体征。同时可能存在水钠潴留，组织水肿，体重异常增加等情况。

2.麻醉选择的原则

麻醉选择的原则应按患者相关脏器受损的情况而定，综合考虑妊高症的病理生理改变及母婴安全。对无凝血异常、无DIC、无休克和昏迷的产妇应首选连续硬膜外阻滞。硬膜外阻滞通过阻滞交感神经，可适度扩张血管，降低血压，可能对产妇有一定益处。而对休克、DIC、昏迷、抽搐、凝血功能异常者，禁忌行硬膜外腔阻滞，可考虑选择全身麻醉。

3.麻醉处理的要点

术前针对疾病的严重性、相关特征以及系统变化进行全面评估，完善相关检查。术前患者可能已采取限制食盐摄入和液体输入，且可能行利尿治疗，故麻醉前往往存在不同程度脱水、低钠血症和低血容量。患者术前已采用镇静解痉及降压治疗，应注意这些药物的副作用和对麻醉的影响。有凝血功能异常的患者，禁忌实行硬膜外腔阻滞。麻醉力求平稳，减轻应激反应。术中维持血压在合理水平，充分供氧，抽搐发作时可用镁剂治疗，但应监测血镁浓度。重度先兆子痫或子痫时，术前、术中或术后容易发生心肾功能不全、肺水肿、脑出血、凝血障碍甚至DIC，麻醉科医师应密切关注病情，及时进行对症处理。胎儿娩出后随时准备抢救。围麻醉期加强监护，包括ECG、SpO_2、NIBP、CVP、尿量、血气分析，确保及时发现问题和及时处理。

（三）羊水栓塞产妇的麻醉

1.羊水栓塞的病理生理特点和临床表现

羊水栓塞目前尚未完全清楚其机制，发病率有争议，没有敏感与特异的方法来确认。其发生时机多在产时（70％）、产后（11％）、剖宫产胎儿取出后（19％），可发生于宫腔内倒转患者和人工破膜后。相关因素包括大龄产妇、胎盘异常、手术分娩、子痫、羊水过多、宫颈撕裂、子宫破裂等，与产程和缩宫素无关，可能与男性胎儿有关，41％的患者有过敏史。羊水进入母体循环需要有来源（羊水）、压力（宫缩）、路径（开放的子宫静脉窦）。临床表现为非特异性症状如寒战、恶心、呕吐、躁动，突发低血压、心跳停止，突发低氧血症、呼吸困难、发绀、呼吸停止，凝血功能障碍、DIC、严重出血，抽搐、昏迷，存活下来的人可能留有后遗症，也可以直接进入抽搐、昏迷。

2.紧急抢救措施

一旦发生羊水栓塞，应立即采取紧急抢救措施。保证氧合（$PaO_2 > 60mmHg$），面罩吸氧、气管插管。维持心排出量和血压，快速输入晶体液，使用血管活性药物，使收缩压 $> 90mmHg$，尿量 $> 0.5ml/(kg \cdot h)$。对于凝血功能障碍者，积极防治血容量不足，按需输入红细胞。针对子宫出血进行处理：若存在胎盘残留、宫颈口撕裂，应妥善修复；若为宫缩无力，可采取双侧子宫动脉栓塞、宫腔填塞或子宫切除等措施。纠正凝血功能障碍：活化部分凝血活酶时间（APTT）延长时，输入新鲜冰冻血浆（FFP）；纤维蛋白原 $< 1g/L$

时，补充冷沉淀；血小板计数（Plt）< 20000/μl 时，输注血小板；对于顽固性弥散性血管内凝血（DIC），可使用重组因子。密切监测胎儿情况，尽快分娩（必要时采用产钳助产）。若复苏反应不佳，应立即行剖宫产。

3.麻醉处理的特殊要求

考虑产妇和胎儿的生命体征稳定，在麻醉处理时要密切关注循环、呼吸、内环境和凝血功能等方面。循环方面可通过ECG、IBP、CVP、PA、TEE等进行监测；呼吸方面监测CO_2、SpO_2、血气；内环境通过血气分析监测；凝血功能可通过PT、APTT、TEG、纤维蛋白原、血小板计数等进行监测。如出现急性肺动脉高压、右室负荷过重等情况，可使用碳酸氢钠作肺血管扩张剂，或吸入一氧化氮（NO）等改善心肺功能。对于可疑羊水栓塞的病例，可采用血栓弹力图（TEG）指导处理凝血功能，及时补充凝血因子和氨甲环酸。在情况危急时，可启用体外膜肺氧合（ECMO），避免进一步的脏器损害。

（四）合并其他疾病产妇的麻醉

1.糖尿病产妇的麻醉管理

对于妊娠合并糖尿病的产妇，需要对患者进行全面评估，包括血糖水平、病情稳定程度、孕周、胎儿大小等因素，以决定是否需要采用麻醉措施。如果需要麻醉，一般采用局麻或者骶神经阻滞麻醉，全身麻醉可能会给胎儿带来不良影响，因此不是首选。在麻醉之前，需要确保妊娠糖尿病患者的血糖水平在安全范围内，并采取必要的措施使其保持稳定。麻醉过程中需要密切监测患者的生命体征，及时调整麻醉剂量和方式，保证安全。分娩后，需要密切观察患者的血糖水平，及时进行调整，以避免低血糖等并发症。例如，妊娠合并糖尿病酮症酸中毒产妇急诊剖宫产手术麻醉管理中，选择气管插管全麻，同时积极给予容量复苏、降糖、补K^+等处理，术中血流动力学指标平稳，内环境较前明显改善。

2.心脏病产妇的麻醉

麻醉之前应分析患者的心脏病类型和程度，制订出个体化的麻醉方案和检测手段，不同心脏病类型的管理特点有所不同。注意心脏病用药与麻醉药之间的相互作用，如在硬膜外麻醉时大量使用过β受体阻滞药可产生严重低血压。静注催产素导致血压下降和肌注麦角新碱导致血压升高对心脏和胎儿、新生儿都有明显影响。麻醉选择：硬膜外和全麻均可，关键在于维持循环功能稳定，硬膜外科降低前后负荷减轻心脏负担，但容易发生低血压；全麻可充分供氧，有利于改善心肌供氧，但诱导时容易引起血压波动。

3.血小板减少症产妇的麻醉

血小板减少症产妇麻醉时要防范出血风险，为其制订个体化的方案。对于血小板计数<（50～75）×10^9/l的产妇，需输注标准剂量的血小板5～10ml/kg。出血时间大于10min，纤维蛋白原小于2g/l和出现纤维蛋白降解产物的产妇，尤其应选全麻。同时，要密切关注产妇的凝血功能状态，做好预防出血的措施，如在手术过程中谨慎操作，避免损伤血管，及时处理出血情况。

五、总结

妇产科手术麻醉是保障母婴安全及手术顺利开展的关键环节，具有重要性与复杂性。在妇科常见手术麻醉方面，需依据手术类型，如子宫切除术、附件手术等，综合考虑患者状况来选择合适麻醉方式，严格把控麻醉要点，涵盖术前评估、术中管理及术后护理等。妇科腹腔镜手术麻醉有其特殊性，要重视气腹、体位等对生理功能影响，特殊管理包括合理选择麻醉、精准调控气腹压力等，同时积极预防皮下气肿、反流误吸等各类并发症。产科手术麻醉需进行全面风险评估，关注产妇身体、手术类型及麻醉方法、风险，要能迅速处理急诊剖宫产、困难气道、大出血、高血压危象等状况。对于高危妊娠产妇，更要量身定制个体化麻醉方案，针对前置胎盘、妊娠高血压等不同情况，做好麻醉前准备、方法选择及管理注意事项，确保母婴安全。

此外，妇产科手术麻醉还需注重细节与团队协作。在麻醉过程中，精准的药物剂量控制和生命体征监测是维持患者稳定的基础。

第十四章　眼科手术麻醉

眼睛作为人体重要的感觉器官，其解剖结构极为精细。眼球壁由角膜、巩膜、虹膜等多层结构组成，内部包含房水、晶体、玻璃体等内容物，这些结构共同维持着正常的眼压和视觉功能。同时，眼内血管丰富，手术过程中稍有不慎就可能引起出血，影响手术视野和手术效果。此外，视神经和视网膜等重要结构对手术操作的精度要求极高，稍有损伤就可能导致严重的视力障碍甚至失明。

眼科手术麻醉是一门专业性很强的学科，由于眼的解剖结构精细复杂和生理功能的特殊性，对麻醉提出了独特的要求。眼科手术的成败对患者的生活质量、心理状态乃至家庭和社会都有显著影响。随着显微手术的普及和发展，眼科手术更加精细准确，对麻醉的要求也越来越高。

本章将详细探讨眼科手术麻醉的特点、方法选择依据、眼内压控制、小儿眼科手术麻醉以及眼心反射的预防与处理等方面的内容，为眼科手术的顺利进行提供安全、有效的麻醉保障。

一、眼科手术麻醉的特点与麻醉方法选择依据

（一）眼部解剖与生理特点对麻醉的影响

眼球壁结构复杂，包括角膜、巩膜、虹膜等，手术操作精细度要求高。这就需要麻醉能够提供稳定的麻醉深度，确保患者在手术过程中保持静止，避免因患者的微小移动而影响手术操作。眼睛的解剖结构决定了眼科手术必须在高度精确的条件下进行。角膜作为眼球最外层的透明部分，对光线的折射起着关键作用，其完整性和透明度对于视力至关重要。巩膜则为眼球提供了坚实的保护外壳。虹膜则通过调节瞳孔大小来控制进入眼内的光线量。在手术过程中，任何对这些结构的不当操作都可能导致严重的视力损害。因此，麻

醉的首要任务就是确保患者在手术期间保持绝对静止，为外科医生提供稳定的手术环境。只有在稳定的麻醉深度下，患者才不会因为疼痛、不适或无意识的动作而干扰手术进程。

眼内血管丰富，手术过程中易出血。控制性降压可以减少出血风险，但同时也需要密切关注血压变化对眼内压和视网膜血供的影响。眼内丰富的血管网络既是维持眼部正常生理功能的重要保障，也给手术带来了一定的挑战。在手术过程中，即使是轻微的创伤也可能导致血管破裂出血，从而影响手术视野，增加手术难度和风险。为了减少出血，控制性降压成为一种常用的手段。通过调整麻醉药物和技术，可以在一定程度上降低患者的血压，减少眼内血管的压力，从而降低出血的可能性。然而，控制性降压并非没有风险。血压的降低可能会影响眼内压和视网膜的血液供应。如果眼内压过低，可能会导致眼球塌陷，影响手术操作；而视网膜血供不足则可能引起视网膜缺血缺氧，甚至导致视力丧失。因此，在进行控制性降压时，麻醉医生必须密切监测患者的血压、眼内压和视网膜血供等指标，及时调整麻醉方案，确保手术的安全进行。

视觉功能重要，手术操作需避免损伤视神经和视网膜等重要结构。麻醉过程中要维持稳定的生理状态，避免因血压波动、缺氧等因素导致视神经和视网膜的损伤。视觉功能是眼睛最为重要的功能之一，而视神经和视网膜则是实现视觉功能的关键结构。在眼科手术中，任何对视神经和视网膜的损伤都可能导致不可逆的视力丧失。因此，麻醉过程中必须维持稳定的生理状态，以保护这些重要结构。血压波动是导致视神经和视网膜损伤的一个重要因素。过高的血压可能会导致视网膜血管破裂出血，而过低的血压则可能引起视网膜缺血缺氧。此外，缺氧也会对视神经和视网膜造成严重的损害。在麻醉过程中，麻醉医生必须密切监测患者的血压、血氧饱和度等生理指标，确保患者的血压稳定在合适的范围内，同时保证充足的氧气供应。通过合理选择麻醉药物和技术，可以有效地维持患者的生理状态稳定，降低视神经和视网膜损伤的风险。

（二）麻醉方法选择依据

1.手术类型

外眼手术：通常可以选择表面麻醉、局部浸润麻醉或局部神经阻滞麻醉。例如，角膜或结膜表面的烧伤处理、异物取出、裂伤缝合等手术可采用表面麻醉，常用0.25%～1%的丁卡因或2%利多卡因。外眼手术一般操作相对简单，手术时间较短，对患者的全身影响较小。表面麻醉是通过将麻醉药物滴在角膜或结膜表面，使药物通过黏膜吸收，从而产生麻醉作用。这种麻醉方法操作简便，患者痛苦小，且对全身生理功能影响较小。局部浸润麻醉则是将麻醉药物注射到手术部位周围的组织中，阻断神经末梢的传导，达到麻醉的效果。局部神经阻滞麻醉是通过将麻醉药物注射到支配手术部位的神经周围，阻断神经的传导，从而实现麻醉。对于外眼手术，麻醉医生需要根据手术的具体情况和患者的耐受程度选择合适的麻醉方法。

内眼手术：一般需要更深入的麻醉方式，如球后阻滞、球周阻滞或全身麻醉。对于需要较长时间或较大范围手术的内眼手术，全身麻醉可能更为合适，以确保患者在手术过程中保持无痛和静止状态。内眼手术操作复杂，手术时间较长，对患者的全身影响较大。球后阻滞和球周阻滞是将麻醉药物注射到眼球后房或周围的组织中，阻断睫状神经节的传导，从而达到麻醉的效果。这种麻醉方法可以有效地麻醉眼球及周围组织，减少手术中的疼痛和不适。全身麻醉则是通过使用麻醉药物使患者进入无意识状态，从而达到无痛和静止的效果。对于内眼手术，麻醉医生需要综合考虑手术的难度、患者的身体状况和心理状态等因素，选择合适的麻醉方法。

2.患者因素

年龄：小儿患者通常不能配合手术，需要选择全身麻醉。对于配合能力强的成人患者，可以根据手术类型选择局部麻醉或全身麻醉。小儿患者由于年龄小，认知和配合能力有限，通常无法在手术过程中保持安静和配合。因此，全身麻醉是小儿眼科手术的首选麻醉方法。全身麻醉可以使小儿患者在手术过程中处于无意识状态，避免了手术带来的恐惧和疼痛，同时也保证了手术的顺利进行。对于成人患者，如果手术类型相对简单，患者配合能力强，可以选择局部麻醉。局部麻醉可以减少全身麻醉带来的风险和并发症，同时也可以让患者在手术过程中保持清醒，便于医生与患者进行沟通和交流。

身体状况：合并有严重心血管疾病、呼吸系统疾病或肝肾功能不全等患者，需要综合考虑患者的病情和手术风险，选择合适的麻醉方法和药物。这类患者的身体状况较为复杂，对麻醉药物的耐受性较差。在选择麻醉方法和药物时，麻醉医生需要充分考虑患者的病情和手术风险，选择对患者身体影响较小的麻醉方法和药物。例如，对于合并有严重心血管疾病的患者，需要选择对心血管系统影响较小的麻醉药物，避免加重心脏负担；对于合并有呼吸系统疾病的患者，需要选择对呼吸系统影响较小的麻醉药物，避免引起呼吸抑制。

心理状态：紧张、焦虑的患者可能需要更深度的麻醉以缓解心理压力，提高手术的耐受性。具有紧张、焦虑情绪的患者在手术过程中可能会出现血压升高、心率加快等生理反应，从而增加手术风险。对于这类患者，麻醉医生可以为其选择更深度的麻醉方法，如全身麻醉或复合麻醉，以缓解患者的心理压力，提高手术的耐受性。同时，麻醉医生也可以在手术前对患者进行心理疏导，减轻患者的紧张和焦虑情绪。

二、眼内压控制与麻醉药物及技术的关系

（一）眼内压的基础知识

定义与测量：眼内压为房水、晶体和玻璃体等眼球内容物作用于眼壁的、超过大气的压力，简称眼压。正常值为 $1.33 \sim 2.8\,kPa$（ $10 \sim 21\,mmHg$ ）。眼压的测量方法有多种，如手指触摸法，清洗双手后，用双手食指轻轻按压眼球，通过指尖阻力感觉判断眼压水平，与鼻头硬度相当为正常眼压，与额头硬度相当则眼压偏高，与嘴唇硬度相当则眼压过低。此外，还可通过非接触式眼压计测量法，患者保持坐立位，头部放在眼压计支架上，双眼睁大注视测量器内红色指示点，连续测量三次取平均值。接触式眼压计测量法需患者取仰卧位，结膜囊内滴用表面麻醉剂后，将接触式眼压计主板垂直放在角膜面上，观察眼压计上指的刻度，得到对应的眼压数值。眼压的测量需要到医院进行。

影响因素：眼内压受多种因素影响。生理因素方面，年龄、性别、身高等都可能对其产生影响。病理因素中，青光眼、白内障等眼科疾病会改变眼内压。环境因素如温度、湿度也与眼内压有关。

与眼科疾病的关系：眼内压异常与多种眼科疾病密切相关。眼内压升高是青光眼发生和进展的重要危险因素，可导致眼内结构改变，损害视功能。

（二）麻醉药物对眼内压的影响

1.全身麻醉药物

氯胺酮：使眼外肌张力增高，升高眼压和颅内压，并引起眼球震颤。

含氟吸入麻醉药：通过抑制中枢神经系统改善房水循环，松弛眼外肌，降低眼压。

大多数静脉全麻药和镇静药、麻醉性镇痛药、神经安定药等均有不同程度降低眼压的作用。静注异丙酚1mg/kg降低眼压作用显著，尤其对已有眼压增高者。

2.局部麻醉药物

球后阻滞注意不可加用肾上腺素，因为视网膜中央动脉为一终末动脉，痉挛后会引起视网膜缺血而损害视力。

球周麻醉的优点包括不易损伤眼外肌及附近组织、降低血管损伤的机会、注射时的不适较轻、不易引起眶压增高、不易发生黑蒙。

例如，青光眼激光手术可在局部麻醉或者全身麻醉下实施，应根据患者的具体情况考虑麻醉方式。如果是听力减退、老年患者、小儿、语言障碍、精神异常的患者不宜选择局麻，应考虑全身麻醉。能够配合的患者可以选择局麻，局麻对眼内压影响小，术后发生恶心、呕吐少，但局麻可能引起局麻药吸收中毒。一般来说，局部麻醉大多数情况下不影响眼睛，但有些患者经历手术麻醉后可能出现眼部症状。目前常用的药物大多数对眼内压无明显影响，比如肌肉松弛药、阿片类药物本身对眼内压不会产生直接影响，但氯胺酮可以使眼内压升高，异丙酚能使眼内压降低，二者配合使用对眼内压的影响较小。对老年患者有青光眼病史者，避免应用阿托品和氯胺酮类药物，全身麻醉一般不会导致视力下降，视力的改变可能受麻醉药物短暂的影响，一般会在2~3 d内恢复。

（三）麻醉技术对眼内压的影响

全身麻醉时，患者经历由清醒至麻醉与术毕由麻醉转至清醒、保护性反射由抑制至恢复的过程。其中使眼压增高的要素有麻醉过浅、呛咳、躁动、血压升高、呼吸道不通畅、呼吸阻力增大、动脉血二氧化碳分压升高、头低位以及任何使颅内压增高的因素。例如，在眼科手术麻醉中，全麻过程中若出现上述情况，可能导致眼内压升高，影响手术效果和患者眼部健康。

局部麻醉时，注射部位的准确性和药物剂量的控制对眼内压也有影响。例如，球后阻滞和球周阻滞如果操作不当，可能会引起球后出血、局麻药所致的暂时性黑蒙等并发症，进而影响眼内压。球周麻醉具有不易损伤眼外肌及附近组织、降低血管损伤机会等优点，但也可能出现球结膜水肿、皮肤淤血、早期上睑下垂和眼外肌麻痹等并发症。面神经阻滞可消除眼轮匝肌和面部肌肉的运动，抑制瞬目引起的眼压升高。

三、小儿眼科手术麻醉的特殊考虑与管理

（一）小儿眼科手术的特点

小儿患者年龄小，不能配合手术，需要选择全身麻醉。小儿由于年龄尚小，认知和自我控制能力有限，在面对手术时往往会感到恐惧和不安，难以配合医生进行手术操作。因此，全身麻醉是小儿眼科手术的主要选择，能够使小儿在无意识的状态下接受手术，确保手术的顺利进行。

小儿的生理特点与成人不同，对麻醉药物的反应也有所差异。例如，小儿的呼吸频率快、储备能力差，潮气量小，无效腔的轻微增加就会严重影响小儿的气体交换。小儿的生理特点决定了他们在麻醉过程中需要更加精细的管理。小儿的呼吸系统尚未完全发育成熟，呼吸频率较快，潮气量相对较小，这使得他们对氧气的需求更高。同时，小儿的呼吸储备能力较差，一旦出现呼吸道梗阻或通气不足等情况，很容易导致缺氧和二氧化碳潴留。因此，在小儿眼科手术麻醉中，必须密切关注患儿的呼吸功能，确保呼吸道通畅，维持良好的通气和氧合。

小儿眼科手术操作精细，手术时间短，出血较少，手术范围局限，刺激相对较小。但青光眼等疾病患儿需要多次手术。小儿眼科手术的特点对麻醉医生的技术水平提出了更高的要求。在短时间内，麻醉医生需要迅速建立有效的麻醉深度，确保患儿在手术过程中保持安静和稳定。同时，由于小儿的手术范围局限，刺激相对较小，出血量也较少，这为麻醉管理提供了一定的便利。然而，对于一些患有青光眼等疾病的小儿患者，可能需要多次手术，这就增加了麻醉的风险和难度。在这种情况下，麻醉医生需要更加谨慎地选择麻醉方法和药物，制订个性化的麻醉方案，以确保患儿的安全。

（二）麻醉方法选择

对于配合能力强的大龄儿童，可以考虑局部麻醉结合镇静的方法。但对于年龄小不能配合者，必须选择全身麻醉。大龄儿童在一定程度上具备了一定的配合能力，可以考虑采用局部麻醉结合镇静的方法进行眼科手术。局部麻醉可以减少全身麻醉带来的风险和并发症，同时也可以让患儿在手术过程中保持清醒，便于医生与患儿进行沟通和交流。然而，对于年龄较小的小儿患者，由于他们无法理解手术的过程和要求，不能配合医生进行手术操作，因此必须选择全身麻醉。全身麻醉可以使小儿在无意识的状态下接受手术，避免了

手术带来的恐惧和疼痛，同时也保证了手术的顺利进行。

全身麻醉的诱导可以使用七氟醚等吸入麻醉药，待孩子睡着呼吸消失后，从口腔插入气管导管，连接麻醉机，术中由麻醉机控制呼吸，全程吸入七氟醚进行麻醉维持。七氟醚是一种常用的吸入麻醉药，具有起效快、苏醒迅速、对呼吸道刺激小等优点，非常适合用于小儿全身麻醉的诱导。在使用七氟醚进行麻醉诱导时，麻醉医生会根据患儿的年龄、体重等因素调整药物的剂量和浓度，确保患儿在安全的范围内进入麻醉状态。待患儿睡着呼吸消失后，麻醉医生会从口腔插入气管导管，连接麻醉机，由麻醉机控制患儿的呼吸。在手术过程中，全程吸入七氟醚进行麻醉维持，以确保患儿的麻醉深度稳定，手术顺利进行。

（三）特殊管理要点

术前严格禁饮食，了解患者家族史和既往史，判断患者是否为恶性高热高危患者。小儿眼科手术前，严格禁饮食是非常重要的。这是因为小儿的消化系统尚未完全发育成熟，在麻醉过程中容易出现呕吐和误吸等情况，严重威胁患儿的生命安全。因此，麻醉医生会在手术前向患儿家长详细说明禁饮食的时间和要求，并严格监督患儿执行。同时，了解患儿的家族史和既往史也是非常必要的。通过了解患儿的家族史，可以判断患儿是否存在遗传性疾病或过敏史等情况，为麻醉方案的制订提供参考。此外，还需要判断患儿是否为恶性高热高危患者。恶性高热是一种罕见但严重的麻醉并发症，主要与某些遗传因素有关。如果患儿被判断为恶性高热高危患者，麻醉医生需要采取相应的预防措施，避免使用可能诱发恶性高热的麻醉药物和技术。

术中密切关注患儿的生命体征，尤其是心率、呼吸和血压的变化。由于小儿的生理特点，容易出现呼吸抑制、心律失常等并发症，需要及时处理。在小儿眼科手术过程中，麻醉医生需要密切关注患儿的生命体征，尤其是心率、呼吸和血压的变化。小儿的生理特点决定了他们在麻醉过程中容易出现呼吸抑制、心律失常等并发症。例如，小儿的呼吸频率快、储备能力差，一旦出现呼吸道梗阻或通气不足等情况，很容易导致呼吸抑制。此外，小儿的心脏功能尚未完全发育成熟，对麻醉药物的耐受性较差，容易出现心律失常等情况。因此，麻醉医生需要时刻保持警惕，及时发现并处理这些并发症。如果出现呼吸抑制的情况，麻醉医生会立即采取措施，如清理呼吸道、增加通气量等，确保患儿的呼吸道通畅。如果出现心律失常，麻醉医生会根据具体情况给予相应的药物治疗，如抗心律失常药物等，以维持患儿的心脏功能稳定。

术后要确保患儿平稳苏醒，拔除气管导管后观察患儿的呼吸、哭闹等情况，确保无异常后送回病房。小儿眼科手术后，确保患儿平稳苏醒是非常重要的。在手术结束后，麻醉医生会逐渐减少麻醉药物的剂量，使患儿逐渐恢复意识。当患儿的呼吸和循环功能稳定后，麻醉医生会拔除气管导管。拔除气管导管后，麻醉医生会密切观察患儿的呼吸、哭闹等情况，确保无异常后送回病房。如果患儿在苏醒过程中出现躁动、呕吐等情况，麻醉医生会及时给予相应的处理，确保患儿的安全。同时，患儿家长也需要密切配合医生的工作，在患儿苏醒后给予适当的安抚和照顾，帮助患儿尽快恢复。

此外，小儿眼科手术还可能出现一些其他的并发症，如手术中出血、角膜上皮剥脱及损伤、眼心反射、眼肠胃反射、穿破巩膜等。对于这些并发症，麻醉医生需要在手术前做好充分的准备，制订相应的预防和处理措施。例如，在手术前，麻醉医生会向患儿家长详细说明手术的风险和并发症，并要求家长在手术同意书上签字。在手术过程中，麻醉医生会密切关注患儿的生命体征和手术进展情况，及时发现并处理可能出现的并发症。如果出现手术中出血，麻醉医生会根据出血的严重程度采取相应的止血措施，如压迫止血、使用止血药物等。如果出现角膜上皮剥脱及损伤，麻醉医生会在结膜囊内涂以广谱抗生素眼膏并包双眼，以促进角膜上皮的修复。如果出现眼心反射或眼肠胃反射，麻醉医生会立即停止手术操作，给予相应的药物治疗，如阿托品等，以缓解患儿的不适症状。如果出现穿破巩膜等严重并发症，麻醉医生会立即通知外科医生进行处理，必要时可能需要进行紧急手术。

四、眼科手术麻醉期间的眼心反射预防与处理

（一）眼心反射的定义与临床表现

眼心反射是在压迫、刺激眼球或眼眶，牵拉眼外肌引起的由迷走神经中介的心动过缓或心律失常。在眼科手术中，尤其是斜视矫正术、视网膜手术、眶内手术及眼球摘除术等情况下容易发生。患者可出现心率减慢、心脏压迫感，严重时可导致心搏骤停。还可能伴有胸闷不适、面色苍白、全身湿冷、大汗等症状。消化系统腺体分泌增多，胃肠运动亢进，可导致恶心、呕吐等不适症状。

（二）预防措施

术前用阿托品可减少儿童眼心反射的程度，但对成年人不明显。阿托品不仅可以抑制分泌，还可预防眼心反射，小儿术前阿托品的剂量要足，一般为 0.02 mg/kg 肌注，1 岁以内婴儿可只用阿托品。

球后阻滞可预防眼心反射，但其本身也可引发眼心反射，操作时要注意准确注射，避免并发症的发生。球后阻滞是将麻醉剂直接注入肌锥内，以阻滞睫状神经节和睫状神经的麻醉方法，不仅能使眼球麻醉、眼外肌松弛，还能降低眼压。但球后阻滞注意不可加用肾上腺素，因为视网膜中央动脉为一终末动脉，痉挛后会引起视网膜缺血而损害视力。球后麻醉成功的体征包括上睑下垂、瞳孔扩大、眼压降低、眼球固定并轻度外斜，角膜、虹膜、睫状体和眼球深部组织无痛觉。球后麻醉的并发症包括球后出血、局麻药所致暂时性黑蒙和局麻药引起呼吸抑制。

术中密切观察患者的心率变化，手术操作要轻柔，尽量避免过度压迫眼球或牵拉眼外肌。如果患者自诉心前区不适，伴有压迫感，或者监测期间测出心率明显减慢，应暂缓手术，待心率恢复后再继续手术。在行斜视矫正术时，密切观察患者心率变化，或者患者的全身状况变化，如果患者自诉心前区不适，伴有压迫感，或者监测期间测出心率明显减慢，应暂缓手术，待心率恢复后再继续手术。

（三）处理方法

出现眼心反射时应暂停手术、加深麻醉、静注阿托品。若伴低血压可用麻黄素。当出现眼心反射时，应立即暂停手术刺激，加深麻醉深度，静注阿托品，如伴低血压，应加用血管收缩药，可选麻黄素静注。

严重眼心反射时，开放静脉通路遵医嘱用药。患者出现意识丧失、脉搏消失等严重并发症时，应立即行心肺复苏等措施进行抢救。如继续发展，突然发生胸闷、气促、血压急剧下降、心率减慢、意识不清，最终呼吸、心搏骤停时，应立即停止按压眼球或手术，及时处理：（1）保持呼吸道通畅，进行口对口人工呼吸及心前区捶击，并行胸外心脏按压；（2）尽快行气管插管、给氧，必要时气管切开；（3）开放静脉通道并保持通畅，当患者恢复意识后注意保暖，待病情完全平稳后，在麻醉师监护下决定继续手术或送回病房。

五、总结

眼科手术麻醉作为一个复杂而专业的领域，对麻醉医生提出了诸多挑战。从眼部解剖生理特点出发，不同的手术类型和患者个体情况需要选择合适的麻醉方法和药物，以确保手术的顺利进行和患者的安全。

在眼内压控制方面，了解眼内压的基础知识至关重要。通过多种测量方法准确掌握眼压值，同时认识到其受年龄、性别、身高等生理因素，青光眼、白内障等病理因素以及温度、湿度等环境因素的影响。眼内压异常与多种眼科疾病密切相关，尤其是青光眼的发生和进展。在选择麻醉药物和技术时，要充分考虑其对眼内压的影响。全身麻醉药物中，氯胺酮会升高眼压和颅内压，而含氯吸入麻醉药和大多数静脉全麻药等则有降低眼压的作用。局部麻醉时，球后阻滞需注意不可加用肾上腺素，球周麻醉有其独特的优点，但也可能出现并发症。在全身麻醉和局部麻醉过程中，都要密切关注各种因素对眼内压的影响，采取相应的措施确保眼压稳定。

对于小儿眼科手术麻醉，其特殊性在于小儿患者年龄小、生理特点与成人不同且手术操作精细。需要根据小儿的配合能力选择合适的麻醉方法，对于不能配合者必须选择全身麻醉。全身麻醉的诱导和维持要选择合适的药物，如七氟醚。同时，术前要严格禁饮食，了解家族史和既往史，判断是否为恶性高热高危患者；术中要密切关注生命体征，及时处理可能出现的并发症；术后要确保患儿平稳苏醒，观察无异常后送回病房。此外，还要对可能出现的其他并发症做好预防和处理措施。

在眼心反射的预防与处理上，了解其定义和临床表现，采取术前用阿托品、球后阻滞等预防措施，术中密切观察心率变化，手术操作轻柔。一旦出现眼心反射，应暂停手术、加深麻醉、静注阿托品，严重时开放静脉通路遵医嘱用药，采取心肺复苏等抢救措施。

总之，眼科手术麻醉需要麻醉医生具备扎实的专业知识和丰富的临床经验，不断提高技术水平，充分考虑眼部解剖生理特点、手术类型、患者个体情况等因素，选择合适的麻醉方法和药物，有效控制眼内压，精心管理小儿眼科手术麻醉，预防和处理好眼心反射，为眼科手术的成功提供有力保障。

第十五章　耳鼻喉科手术麻醉

耳鼻喉科手术操作范围小却精细，涉及重要功能区域与复杂的神经血管分布，手术刺激易引发多种生理反射，如颈动脉窦反射、喉反射等，可能导致血压骤降、心律失常等严重后果。此外，部分耳鼻喉科手术可能与颅脑相通，增加了手术风险与麻醉管理的复杂性。

耳鼻喉科手术麻醉是一个极具挑战性的专业领域，由于其解剖与生理功能的独特性，对麻醉深度、气道管理、循环稳定等有着特殊要求。手术的顺利开展与麻醉的精准实施密切相关，直接影响患者术后的呼吸、发音、听力等重要功能恢复以及生活质量。随着耳鼻喉科微创手术技术的不断进步，如内镜手术的广泛应用，对麻醉的平稳性、可控性提出了更高的标准。

本章将深入阐述耳鼻喉科手术麻醉的要点，包括耳部手术的面神经保护、鼻腔及咽喉部手术的气道管理、气管异物取出术的风险应对、耳鼻喉科激光手术的安全措施等内容，旨在为耳鼻喉科手术的成功实施筑牢安全、高效的麻醉基石，确保患者在手术过程中的安全与舒适，并最大程度促进术后功能的良好恢复。

一、耳部手术麻醉

（一）耳部手术的类型与特点

耳部手术涵盖多种类型，常见的有耳部肿物切除术、人工耳蜗植入术、鼓膜修补手术、中耳胆脂瘤手术、乳突手术、中耳癌手术、耳廓假性囊肿手术、耳周粉瘤摘除术、耳前瘘管切除术、外耳道肉芽或胆脂瘤清除手术等。这些手术具有以下特点。

首先，手术精细度要求高，耳部结构复杂且微小，手术操作需要在狭小的空间内进行，对医生的技术水平和耐心是极大的考验。其次，患者年龄跨度大，从婴幼儿到老年人都可能需要进行耳部手术。例如，小儿可能因先天性耳畸形需要进行手术，而老年人则可能由于耳部疾病如中耳炎、中耳癌等需要接受手术治疗。

（二）局部麻醉在耳部手术中的应用

局部麻醉在耳部手术中有着广泛的应用。常用的局部麻醉药物有利多卡因、罗哌卡因等。注射部位通常在耳部周围，根据手术部位的不同进行精准注射。对于简单的耳部肿物切除术，局部麻醉是一种很好的选择。在这种情况下，患者保持清醒状态，能够配合医生的指令，同时也能减轻患者的痛苦。此外，附耳局麻手术也是局部麻醉在耳部手术中的应用实例。在附耳局麻手术中，先在术区进行常规消毒、铺无菌孔巾后，于副耳周围使用2%利多卡因注射液，加入少许盐酸肾上腺素作局部浸润麻醉。然后沿皮肤纹路走行方向切开皮肤，钝性及锐性分离皮下组织，充分暴露副耳及其所属软骨，并将其完整切除。最后进行创口内止血、缝合等操作。

（三）全身麻醉在耳部手术中的选择

对于年龄较小的患者、手术范围大或时间长的患者，全身麻醉是更为合适的选择。全身麻醉能够让患者在睡眠状态下完成手术，确保手术顺利进行。例如，在一些复杂的耳部手术如中耳癌手术、人工耳蜗植入术等中，全身麻醉可以为患者提供足够的麻醉效果，使患者在手术过程中无感知，不会出现疼痛、焦虑等不良反应。同时，对于年龄较小的患儿，全身麻醉可以避免他们在手术过程中因恐惧或不配合而影响手术操作。耳朵全麻手术流程通常包括全身状况评估，需要抽血化验，做胸片、心电图等一系列检查，来评估患者是否适合全麻。如果评估完成后没有全麻手术禁忌证，在手术前一天，麻醉师要探访患者，签麻醉知情同意书。在手术当天，麻醉师还要进一步向患者告知一些全麻注意事项，签同意手术麻醉同意书，然后再实行全麻，全麻包括静脉麻醉和插管麻醉。

（四）麻醉前评估与准备

麻醉前评估至关重要。首先要对患者的身体状况进行全面评估，包括心肺功能、肝肾功能、凝血功能等。了解患者是否有其他基础疾病，这些疾病可能会影响麻醉的选择和手术的安全性。同时，还要评估患者对麻醉药物的耐受性。对于有过敏史或特殊疾病的患者，需要特别注意选择合适的麻醉药物和方法。此外，术前要向患者交代禁食水等注意事项，以避免手术过程中出现呕吐、误吸等危险情况。在电子耳蜗植入术手术麻醉前，需要评估患者全身状况，包括心肺功能、肝肾功能、凝血功能等，评估患者耳部疾病史、手术史及药物过敏史，术前访视患者，了解其心理状态，进行必要的心理疏导。同时，要准备好麻醉设备及药品，包括麻醉机、监护仪、氧气及吸引器等麻醉相关设备，镇静药、镇痛药、肌松药等相关药品，以及急救药品及设备，以应对可能出现的麻醉并发症。还要做好手术室环境准备，如手术床铺无菌单，准备手术所需器械及敷料，调试手术灯光及设备，手术室空气消毒，保持手术室内温度、湿度适宜确保手术顺利进行。

二、鼻腔及咽喉部手术麻醉

（一）鼻腔及咽喉部手术的种类

鼻腔及咽喉部手术种类繁多，常见的有鼻中隔偏曲矫正术、鼻息肉切除术、声带息肉切除术等。这些手术的部位与呼吸道密切相关，给麻醉带来了诸多挑战。首先，手术操作可能会影响呼吸道的通畅性，增加呼吸道梗阻的风险。例如，在鼻息肉切除术中，手术器械可能会对鼻腔黏膜造成刺激，引起水肿或出血，进而影响呼吸。其次，由于手术部位靠近喉部和气管，麻醉过程中需要特别注意保护气道，防止误吸和喉痉挛等并发症的发生。此外，患者在手术过程中的体位变化也可能对呼吸道产生影响，需要麻醉医生进行密切监测和调整。

（二）表面麻醉的方法与作用

表面麻醉在耳鼻喉科手术中应用广泛。常见的方法是通过喷雾或涂抹麻醉药物于手术部位，达到麻醉效果。这种方法适用于喉镜检查等浅表手术。例如，在喉镜检查中，将表面麻醉药物喷于喉部，可减轻患者的不适感，使检查过程更加顺利。表面麻醉药物通常作用于局部神经末梢，阻断神经传导，从而产生麻醉作用。其优点是操作简单、起效快、对患者的全身影响较小。但表面麻醉的麻醉深度有限，对于一些较复杂的手术可能需要结合其他麻醉方法。

（三）局部麻醉在鼻腔及咽喉部手术中的应用

局部麻醉在鼻腔及咽喉部手术中也有重要的应用。具体方式是在手术部位周围对手术切口进行麻醉。例如，在声带息肉切除术中，可以在喉部周围注射局部麻醉药物，减轻患者的疼痛。局部麻醉可以减少全身麻醉的风险和副作用，对于一些小型手术或患者身体状况不适合全身麻醉的情况来说是一种较好的选择。同时，局部麻醉还可以让患者在手术过程中保持清醒，便于医生与患者进行交流和配合。但局部麻醉需要医生准确掌握注射部位和剂量，以确保麻醉效果和患者的安全。

（四）全身麻醉在复杂手术中的必要性

对于大型耳部手术、鼻息肉摘除术、喉部肿瘤手术等复杂手术，全身麻醉是必要的选择。全身麻醉的优势在于能够让患者在手术过程中完全无知觉和意识丧失，确保手术的顺利进行。例如，在喉部肿瘤手术中，全身麻醉可以为医生提供稳定的手术环境，便于进行精细的操作。同时，全身麻醉还可以通过控制呼吸和循环系统，减少手术过程中的风险。但全身麻醉也存在一些注意事项，如麻醉前需要对患者进行全面的评估，包括身体状况、心肺功能、肝肾功能等，以确定患者是否适合全身麻醉。此外，麻醉过程中需要密切监测患者的生命体征，及时处理可能出现的并发症。

三、气管异物取出术麻醉

（一）气管异物的危害与手术紧迫性

气管异物是耳鼻喉科常见的危急情况，对患者尤其是小儿的生命威胁极大。当异物进入气管后，可能会引起不同程度的气道阻塞，导致呼吸困难、咳嗽、喘息甚至窒息。如果不及时取出异物，患者可能会因缺氧而造成严重的脑损伤甚至死亡。因此，及时进行手术取出异物至关重要。

（二）麻醉前评估的重点

1.呼吸状况

评估患者的呼吸频率、节律、深度，以及是否存在呼吸困难、喘息、发绀等症状。了解患者的气道通畅程度，判断异物对气道的阻塞程度。

2.异物的位置、大小、种类

通过病史、症状、体征以及影像学检查等综合判断异物的位置、大小和种类。不同位置的异物对麻醉方法的选择和手术难度有不同的影响。例如，异物位于声门下或气管上段，可能需要更加谨慎地选择麻醉方法，以避免异物移位导致窒息。

3.患者年龄

小儿患者由于其生理特点的特殊性，对麻醉的耐受性和反应与成人不同。年龄较小的患儿呼吸储备功能有限，容易出现缺氧和二氧化碳潴留，麻醉风险相对较高。

4.并发症

了解患者是否有上呼吸道感染、肺炎、哮喘等并发症。这些并发症可能会增加手术和麻醉的风险，如气道高敏反应、呼吸功能不全等。

（三）小儿保留自主呼吸的麻醉方法

1.七氟烷方案

经面罩吸入8%七氟烷，氧流量8 l/min，保留自主呼吸，开放静脉后注射阿托品0.01mg/kg，地塞米松0.5mg/kg。此方案操作相对简单，七氟烷诱导迅速，能较快地使患儿进入麻醉状态。同时，保留自主呼吸有助于观察患儿的呼吸情况，及时发现气道阻塞等问题。

2.右美托咪定方案

七氟烷吸入诱导后开放静脉，注射阿托品0.01mg/kg，地塞米松0.5mg/kg，停止吸入七氟烷；注射4μg/kg右美托咪定，10min后调整右美托咪定速度为2.5~5μg/（kg·h）、丙泊酚200μg/（kg·min）维持。右美托咪定具有镇静、镇痛作用，可减少患儿的焦虑和不适感，同时与丙泊酚联合使用，能较好地维持麻醉深度。

3.瑞芬太尼复合丙泊酚方案

七氟烷吸入诱导后开放静脉，注射阿托品0.01mg/kg，地塞米松0.5mg/kg，停止吸入七氟烷；丙泊酚200μg/（kg·min）持续输注，瑞芬太尼0.05μg/（kg·min）开始输注，逐渐增加输注速率〔每次增加0.05μg/（kg·min）〕直至呼吸频率下降至接近生理值。呼吸稳定后开始手术，置入支气管镜后，将支气管镜侧孔连接麻醉机供氧。瑞芬太尼和丙泊酚的联合使用，可提供良好的麻醉效果，同时根据呼吸频率调整瑞芬太尼的输注速率，有助于维持患儿的呼吸功能。

（四）小儿控制通气的麻醉方法

1.经支气管镜侧孔行控制通气

诱导时，耳鼻喉科医生置入支气管镜，侧孔连接麻醉机，增加氧流量，手控辅助呼吸，以胸廓起伏来判断通气量是否足够。术中如果支气管镜进入患侧时间较长引起低氧血症时，将支气管镜退至总气道，待通气改善、氧饱和度上升后再行手术。手术结束取出支气管镜以后插入喉罩，继续观察至苏醒。该方法的优点是耳鼻喉科医生的操作视野较好，但需要注意及时调整支气管镜的位置，以保证患儿的通气和供氧。

2.经喷射通气导管行手动喷射通气

喉镜引导下经鼻插入喷射通气导管至声门下2cm，连接手动喷射通气装置（如Manujet Ⅲ）行手动喷射通气。1岁以内小儿压力设置为0.1～1bar，1岁以上小儿压力设置为1～2.5bar，通气频率为20～35次/min，以胸廓起伏来判断通气量是否足够。手术结束取出支气管镜以后拔出喷射通气导管，插入喉罩，继续观察至苏醒。此方法的优点是通气不依赖于支气管镜，可提供从容的置镜时间，但需要注意控制喷射压力，防止气压伤。

（五）麻醉后苏醒管理

对于气道水肿不明显的患儿，倾向于在面罩或喉罩供氧下苏醒。在苏醒过程中，需要密切监护患儿的生命体征，包括呼吸频率、节律、深度，心率，血压，血氧饱和度等。同时，要注意观察患儿是否有气道梗阻的症状，如呼吸困难、喘息、发绀等。如果出现气道梗阻，应及时采取措施，如调整体位、吸氧、使用支气管扩张剂等。此外，还需要注意预防术后恶心、呕吐等并发症的发生，可根据情况给予适当的药物治疗。

四、耳鼻喉科激光手术麻醉

（一）激光手术在耳鼻喉科的应用范围

激光手术在耳鼻喉科有着广泛的应用。在喉部，可用于治疗喉癌前病变、声门型喉癌、舌骨上会厌癌等。对于喉癌前病变如慢性肥厚性喉炎、喉白斑、喉角化症、成人喉乳头状癌，激光手术效果肯定，即使是少数治疗后复发病例仍可再次行激光手术。此外，在耳部，激光理疗可用于中耳的清理和疏通，对慢性中耳炎有一定治疗效果；在鼻部，可用于鼻出血、慢性肥厚性鼻炎、鼻及鼻腔的良性或恶性肿瘤等治疗；在咽部，可用于咽扁桃体、腭扁桃体及舌扁桃体切除术、黏膜表面较小的良性或恶性肿瘤等治疗；在喉部，还可用于喉部良性病变如声带小结、声带息肉、任克氏水肿、声带囊肿、声带麻痹、喉狭窄和声带微血管瘤等，以及声带癌前病变如慢性肥厚增生性喉炎、喉白斑、喉乳头状瘤等。

（二）激光手术的风险评估

1.全身风险

激光手术采用经气管插管的全身麻醉，存在全身麻醉的风险。此外，对于一些手术耐受性差，年龄大于80岁或者是患严重的肝肾功能障碍、凝血功能障碍的患者也不适用激光手术。对于早产儿等特殊人群，激光手术的风险也需要更加谨慎地评估。

2.眼部风险

在处理靠近眼部的病变时，可能会损伤眼部组织，导致眼部肿胀、疼痛、视力下降等。同时，激光手术还可能导致玻璃体积血、脉络膜脱离、白内障等眼部风险。

（三）激光手术的特点与麻醉要求

1.适应证

在耳部手术中，可用于某些外耳道肿物的切除，如较小的外耳道乳头状瘤等，能够精准去除病变且减少对周围正常组织的损伤。在鼻腔手术方面，适用于早期鼻腔内较小的血管瘤、鼻息肉等病变，特别是位于鼻腔深部难以通过常规手术器械完全切除干净的病灶，激光手术可利用其高能量光束精确消融病变组织。对于咽喉部，除了上述提到的早期喉癌病变，还可用于治疗咽喉部的良性病变如声带小结、会厌囊肿等，在保留正常组织结构和功能的前提下有效去除病变。

2.疗效

在耳部，外耳道肿物激光切除后，复发率相对较低，能较好地保持外耳道的形态与功能，患者术后耳部不适感较轻，听力恢复情况较好，外耳道狭窄等并发症发生率低。鼻腔内病变经激光手术治疗后，多数患者的鼻塞、鼻出血等症状得到显著改善，鼻腔通气功能恢复良好，嗅觉在一定程度上也可逐渐恢复，且复发需要二次手术的比例较传统手术有所降低。咽喉部激光手术对于良性病变如声带小结，术后患者声音嘶哑症状可明显减轻，发音质量显著提高，恢复时间相对较短；对于早期喉癌患者，其局部控制率与传统手术相当，长期生存率也较为可观，同时喉功能的保留有助于患者术后的正常生活与社交。

3. 优点

耳部激光手术具有高度精确性，可最大限度减少对耳部精细结构如鼓膜、听小骨等的损伤，降低术后听力下降等并发症的风险。手术切口小，术后耳部外观基本不受影响，患者恢复快，术后耳部疼痛及肿胀程度较轻。鼻腔激光手术操作灵活，能够深入鼻腔各个部位，对于一些深部病变处理效果好，术中出血极少，可保持鼻腔清晰的手术视野，有利于手术的精准进行。术后鼻腔黏膜反应轻，肿胀不明显，患者恢复通气快，住院时间短。咽喉部激光手术创伤微小，无需行颈部开放性切口，对颈部外观无影响，患者心理接受度高。手术时间短，能有效减少患者麻醉时间，降低麻醉风险，术后咽喉部疼痛及吞咽困难等症状相对较轻，利于患者早期恢复正常饮食与言语交流。

4. 风险

全身麻醉可能导致心肺功能异常，尤其是在老年患者或合并心肺疾病者中更易发生，如低血压、心律失常等。麻醉药物可能引起过敏反应，虽然发生率较低，一旦发生可能危及生命。在手术操作过程中，可能因激光能量过高或操作失误导致周围正常组织的热损伤，如耳部激光手术可能损伤面神经引起面瘫，鼻腔激光手术可能损伤鼻中隔导致穿孔，咽喉部激光手术可能损伤食管入口或气管等重要结构，引发严重并发症。在麻醉过程中，要严格控制麻醉深度与药物剂量，密切监测患者生命体征，尤其是气道压力与氧饱和度，确保气道安全，防止因患者体动或呛咳导致激光误伤。同时，要做好应对各种紧急情况的准备，备好急救药品与设备，以便在出现严重并发症时能及时进行抢救处理。

五、总结

耳鼻喉科手术麻醉具有独特性与挑战性。其解剖结构复杂，涉及耳部精细构造、鼻腔特殊区域及咽喉关键部位，且神经血管丰富，手术操作易引发多种生理反射，增加风险。

在麻醉要点上，需精准控制麻醉深度，确保患者无痛且手术顺利，同时保障气道通畅，尤其在鼻腔及咽喉部手术时，气道管理技巧至关重要。对于不同手术类型，如气管异物取出术要应对突发风险，激光手术要注重安全措施。此外，耳部手术要着重面神经保护。麻醉还需维持循环稳定，避免因手术刺激导致血压、心率等大幅波动。

总之，耳鼻喉科手术麻醉要求麻醉医生熟悉其解剖生理特点，熟练掌握各类麻醉技巧与应对策略，以保障手术安全、有效进行，促进患者术后功能良好恢复，提高患者生活质量。

第十六章　口腔颌面外科手术麻醉

口腔颌面外科手术涉及面部、口腔及颌骨等部位，手术复杂程度高，对麻醉要求严格。口腔颌面外科手术的范围广泛，从常见的口腔门诊小手术到复杂的正颌手术、口腔颌面部肿瘤切除手术等，每一种手术都有其独特的麻醉需求和挑战。由于手术部位在面部和口腔，气道容易受到影响，增加了气道管理的难度。

本章将详细探讨口腔颌面外科手术麻醉的各个方面，包括气道管理挑战与解决方案、正颌手术麻醉特点与术后呼吸道梗阻的预防、口腔颌面部肿瘤手术麻醉要点与液体管理以及口腔门诊手术的麻醉选择与安全保障。通过对这些内容的深入探讨，为口腔颌面外科手术麻醉提供全面的指导和参考。

一、口腔颌面外科手术麻醉中的气道管理与解决方案

（一）气道管理

上气道畸形或梗阻：口腔颌面外科患者常因先天畸形、肿瘤、创伤等原因导致上气道畸形或梗阻，增加了气道管理的难度。例如，颌面部先天畸形的患者，其气道结构可能与正常人有很大差异，使得气管插管等操作变得更加困难。肿瘤患者的肿瘤可能会压迫气道，造成气道狭窄甚至完全阻塞。创伤患者可能因颌面部骨折等原因导致气道变形，影响通气。

手术操作影响气道：很多口腔颌面外科手术在口腔内进行，对气道有直接影响，可能导致气道受压、移位或阻塞。例如，在正颌手术中，手术操作可能会改变颌骨的位置，进而影响气道的通畅性。口腔内的肿瘤切除手术可能会引起出血，血液如果进入气道，会严重危及患者生命。

颌面部血管丰富、神经多、反射多：不良反射也较多，增加了气道管理的难度。颌面

部的丰富血管和神经使得麻醉过程中容易出现意外损伤，导致严重并发症。例如，在插管过程中，可能会刺激到周围的神经和血管，引起反射性的血压下降、心率减慢等。此外，不良反应如咳嗽、吞咽等也会影响插管的顺利进行。

手术后气道解剖结构改变：手术后气道解剖结构可能发生改变，影响气道通畅性。例如，口腔颌面部肿瘤手术后，患者的气道结构可能会因为手术切除部分组织而发生变化。正颌手术后，颌骨的位置改变也可能会影响气道的形态和通畅程度。

（二）解决方案

1.术前评估

术前气道评估"Lemon"法则：包括3-3-2法则（张口度，甲颏距离及颏舌距离）、Mallampati分级等，综合评估气道情况。无创检查方法：物理检查方法和影像学检查，如CT片、X线片等，可判断患者是否为困难气道。咬唇试验：可将困难气道的预测率由10%增加到60%。

"Lemon"法则是口腔颌面外科手术麻醉中常用的术前气道评估方法之一。其中，3-3-2法则通过测量张口度、甲颏距离及颏舌距离，可以初步判断患者的气道情况。例如，张口度小于一定数值可能提示插管困难。Mallampati分级则根据患者咽部结构的可见程度进行分级，级别越高，气道困难的可能性越大。

无创检查方法中的物理检查方法包括观察患者的头颈活动度、牙齿情况、张口度等。影像学检查如CT片和X线片可以直观地显示气道的形态和周围组织的关系，帮助麻醉医生判断患者是否存在困难气道。例如，通过CT片可以观察到颌面部肿瘤对气道的压迫程度，可为插管方式的选择提供依据。

咬唇试验是一种简单有效的困难气道预测方法。患者用下切牙咬上嘴唇，根据咬唇的程度分为不同级别。3级提示声门暴露困难，即困难气道的可能性较大。咬唇试验可将困难气道的预测率由10%增加到60%，为麻醉医生提供了重要的参考。

2.插管方式选择

经鼻气管插管：这种方式不影响口腔手术，在口腔颌面外科手术中应用广泛。经鼻气管插管适用于大多数口腔颌面外科手术，尤其是手术时间较长、需要良好气道固定的患者。例如，在口腔颌面部肿瘤切除手术中，经鼻气管插管可以避免干扰手术操作，同时保证气道的通畅。

经口气管插管：适用于唇裂患者等特定情况。对于唇裂患者，经口气管插管可以避免对鼻部的损伤，同时便于手术操作。此外，对于一些张口度较好、不需要长时间气道固定的患者，经口气管插管也是一种可行的选择。

气管切开：适用于严重颌面外伤、术后需要长期带管的患者，可在手术前对其进行气管切开。对于严重颌面外伤的患者，如颌面部多发性骨折导致气道严重受压或阻塞的情况，气管切开是保证气道通畅的有效方法。术后需要长期插管的患者，如口腔颌面部肿瘤手术后需要进行呼吸支持的患者，也可以在手术前进行气管切开，以方便术后的护理和治疗。

颏下置管：适用于颅底骨折不能经鼻插管且口腔需要对咬合的患者，创伤较小，应用率较高。颏下置管是一种特殊的插管方式，适用于颅底骨折不能经鼻插管的患者。这种插管方式通过在颏下进行置管，避免了对鼻腔的损伤，同时也满足了口腔需要对咬合的手术要求。由于创伤较小，近年来在口腔颌面外科手术中的应用率逐渐提高。

3. 困难气道患者插管策略

评估困难气道的可能性：包括通气困难、插管困难、患者能否合作以及气管切开是否困难等。对于困难气道的患者，麻醉医生需要全面评估各种可能性。例如，如果患者存在通气困难，可能需要在插管前进行紧急处理，如给予氧气支持、调整体位等。如果患者插管困难，需要考虑选择合适的插管方式，如清醒气管插管或全麻诱导后气管插管。患者能否配合也是一个重要因素，如果患者不配合，可能会增加插管的难度。此外，气管切开是否困难也需要考虑，如果气管切开困难，可能需要寻找其他的解决方法。

选择插管方式：清醒气管插管或全麻诱导后气管插管，保留自主呼吸或不保留自主呼吸插管等，需根据患者具体情况评估利弊。清醒气管插管适用于气道困难明显、患者不配合或存在其他危险因素的情况。在清醒插管过程中，患者保留自主呼吸，可以配合麻醉医生的操作，减少并发症的发生。全麻诱导后气管插管适用于一般情况较好、气道困难较小的患者。保留自主呼吸插管可以在一定程度上减少对患者的生理干扰，但操作难度较大。不保留自主呼吸插管则需要在麻醉诱导后迅速完成插管，这对麻醉医生的技术要求较高。

ASA推荐：对于已知困难气道的患者应在轻度镇静下进行清醒气管插管，不应轻易做麻醉诱导。美国麻醉医师协会（ASA）推荐对于已知困难气道的患者，应在轻度镇静下进行清醒气管插管。这样可以避免全麻诱导后出现无法插管和通气的紧急情况。在清醒插管过程中，轻度镇静可以使患者保持舒适，同时又能配合麻醉医生的操作。不应轻易做麻醉诱导，是因为一旦诱导后无法插管，可能会导致严重的后果。

二、正颌手术麻醉的特点与术后呼吸道梗阻的预防

（一）正颌手术麻醉特点

麻醉方式选择：正颌手术一般采用全麻，主要是为了防止患者看见手术过程产生害怕情绪。全身麻醉是通过使用麻醉药物使患者失去意识和痛觉的麻醉方法，通常是通过静脉注射或吸入麻醉药物，使患者进入睡眠状态。在麻醉诱导阶段，医生会使用镇静剂和肌肉松弛剂使患者进入麻醉状态，然后通过口腔或鼻腔插入气管内插管，以确保患者的呼吸通畅。在麻醉维持阶段，医生会根据需要持续给患者注射麻醉药物，以确保患者处于无意识和无痛觉的状态。在手术结束后，医生会逐渐减少麻醉药物的用量，直到患者恢复清醒。

注射麻醉疼痛：在正颌手术中，注射麻醉时可能会有短暂的疼痛，但通常是可以忍受的。全身麻醉在开始麻醉前，医生可能会在患者的手背或手臂的静脉上插入一根细针，以注射麻醉药物。这种插入针头的过程可能会引起轻微的刺痛或不适感，但通常不会很疼。局部麻醉将麻醉药直接注射到手术区域周围的皮肤和软组织中，在注射麻醉药时，患者可能会感到轻微的刺痛或不适感，但这种感觉通常是暂时的，而且在麻醉起效后，手术区域会变得麻木，不会有疼痛感。正颌整形手术打麻药一般不疼，因为现在麻醉注射的针头都非常细小，并且注射技术也很成熟，在注射的时候一般只会有轻微针刺的感觉，不会有特别明显的疼痛，但是具体的情况和自身的体质以及医生的操作都有很大关系。一般情况下，正颌手术具有一定的疼痛感，在手术的时候虽然会注射麻药，患者不会有明显的疼痛感，但是在麻药清醒过后，就会出现一定的疼痛感。不过这种疼痛大多数人都可以接受。

（二）术后呼吸道梗阻的预防

密切观察：首先，术后应严格掌握拔管指征，密切注意拔管后有无呼吸道梗阻、呕吐误吸、通气不足等情况。拔管指征主要包括患者应意识清醒，不需要呼吸机支持治疗，并具有独立吐痰的能力，这是拔管的前提。其次，应控制肺部感染，确保呼吸道分泌物不多。拔管前，建议使用支气管镜了解气道状况，包括气道是否通畅，气道分泌物有多少，质量是薄还是厚。如果不适合拔管，建议用金属套管替换，并堵塞气管套管。如果患者有很强的自主排痰能力，并且能够自己排痰，则可以考虑拔管。

预先处理：对估计拔管后难以维持气道通畅者，则需预先作气管造口术或术后保留气管导管入重症监护室进一步治疗。严重颌面外伤、术后需要长期带管的患者可在手术前进行气管切开。对于严重颌面外伤的患者，如颌面部多发性骨折导致气道严重受压或阻塞的情况，气管切开是保证气道通畅的有效方法。术后需要长期插管的患者，如口腔颌面部肿瘤手术后需要进行呼吸支持的患者，也可以在手术前进行气管切开，以方便术后的护理和治疗。外伤性脑损伤患者入院后6d内进行气管造口术，保证有较短的住院及重症监护时间，以及能够帮助改善患者治疗结果及预后。气管造口术是抢救危重患者的急救手术，有多种适应证，如急、慢性喉阻塞，急性喉炎，白喉，喉水肿，咽喉部肿瘤，瘢痕狭窄等；意识障碍合并下呼吸道分泌物潴留造成的呼吸困难、颅脑外伤、颅内或周围神经疾患，破伤风，呼吸道烧伤，重大胸、腹部手术后所致的咳嗽、排痰功能减退或喉麻痹；肺功能不全重度肺心病，脊髓灰质炎等致呼吸肌麻痹；喉外伤、颌面咽喉部大手术后上呼吸道阻塞；呼吸道异物，无法经口取出者；肌肉痉挛性疾患的肌麻痹疗法等。气管造口术并发症有气管切口处出血、皮下气肿、纵隔气肿及气胸、肺部感染、气管食管瘘、气道狭窄等。

三、口腔颌面部肿瘤手术麻醉的要点与液体管理

（一）麻醉要点

口腔颌面部肿瘤手术的麻醉具有一定的特殊性和复杂性，需要麻醉医生在术前、术中进行全面细致的准备和管理。

1.特殊性

张口受限：肿瘤可能挡住气管导管的路径和暴露声门的视线，增加了气管插管的难度。例如，颌面部肿瘤患者由于肿瘤的位置和大小，可能导致张口度小于正常范围，使得喉镜的放置和气管插管操作变得极为困难。这种情况下，麻醉医生需要根据患者的具体情况，选择合适的插管方法和工具。

血供十分丰富：手术中易出血，需密切关注患者的生命体征。口腔颌面部肿瘤手术过程中，丰富的血供可能导致大量出血，这不仅会影响手术视野，还可能引起患者血压下降、心率加快等生命体征的变化。因此，麻醉医生需要密切监测患者的血压、心率、血氧饱和度等指标，及时调整麻醉药物的用量和输液速度，以维持患者的生命体征稳定。

全身情况差：患者常因恶性肿瘤出现贫血、营养不良和低蛋白血症等，术前需尽可能

改善和纠正。口腔颌面部肿瘤患者大多是中老年人，由于恶性肿瘤的消耗和摄食障碍，常出现全身状况较差的情况。术前，麻醉医生应与外科医生密切合作，对患者进行全面的身体检查，了解患者的贫血程度、营养状况和蛋白水平，并采取相应的治疗措施，如输血、补充营养物质等，以提高患者的手术耐受力。

手术操作、气管插管与呼吸道的管理均应细心严谨。口腔颌面部肿瘤手术部位特殊，手术操作可能会对呼吸道造成影响。同时，气管插管也需要格外小心，避免损伤周围的组织和器官。在手术过程中，麻醉医生应密切关注患者的呼吸道情况，及时清理呼吸道分泌物，保持呼吸道通畅。

2. 术前准备

内科疾病处理：患者大多是中老年人，可能存在一些术前的内科疾病，需着重了解其器官功能损害的严重程度，并予以适当治疗。例如，有高血压、糖尿病等内科疾病的患者，在手术前需要调整药物治疗方案，控制血压和血糖水平。对于心脏功能不全的患者，需要进行心脏功能评估，并采取相应的治疗措施，以确保患者能够耐受手术。

预测气道困难及其程度：准确预测气管插管的困难程度，为麻醉诱导方法的选择提供依据。术前，麻醉医生可以通过多种方法预测气道困难程度，如"Lemon"法则、咬唇试验、无创检查方法等。根据预测结果，选择合适的麻醉诱导方法和插管径路，以确保手术的顺利进行。

术前用药：根据呼吸道阻塞程度，药量酌情减少，有明显呼吸困难者仅用阿托品或东莨菪碱。对于呼吸道阻塞较轻的患者，可以适当减少术前用药的剂量，以避免药物对患者呼吸功能的抑制。而对于有明显呼吸困难的患者，仅使用阿托品或东莨菪碱等药物，以减少呼吸道分泌物，保持呼吸道通畅。

3. 术中麻醉

（1）麻醉诱导与气管内插管

诱导方法：根据气道困难程度正确选择麻醉诱导方法。对于气道困难较小的患者，可以选择常规的麻醉诱导方法，如静脉诱导或吸入诱导。而对于气道困难较大的患者，可能需要选择清醒插管或保留自主呼吸插管等方法，以确保患者的安全。

插管径路：预计有气道困难和病情危重者，原则上均应考虑采用清醒插管。巨大肿瘤阻碍气道或影响术后通气功能的患者，可在术前或术毕时施行预防性的气管切开术。清醒插管可以让患者在插管过程中保持清醒，配合麻醉医生的操作，减少并发症的发生。对于巨大肿瘤阻碍气道或影响术后通气功能的患者，气管切开术是一种有效的预防措施，可以保证患者的呼吸道通畅。

（2）麻醉维持与管理

麻醉维持方法的选择：静脉复合维持或吸入式静脉复合维持麻醉。根据手术的时间和患者的具体情况，选择合适的麻醉维持方法。静脉复合维持麻醉可以提供稳定的麻醉效果，而吸入式静脉复合维持麻醉可以更好地控制患者的呼吸和循环功能。

呼吸管理：插管后固定牢靠，吸净呼吸道分泌物，定时做血气分析，避免缺氧、二氧化碳蓄积和酸碱平衡失调。在手术过程中，麻醉医生应确保气管导管固定牢靠，避免导管移位或脱落。同时，及时清理呼吸道分泌物，保持呼吸道通畅。定时进行血气分析，监测患者的氧合情况、二氧化碳水平和酸碱平衡状态，及时调整麻醉药物的用量和呼吸参数，以维持患者的内环境稳定。

（二）液体管理

液体管理在口腔颌面部肿瘤手术麻醉中起着至关重要的作用，它直接关系到患者的生命安全和手术的顺利进行。

（1）重要性

补充血容量：通过输注晶体液、胶体液或血液制品等方式，补充因手术失血、脱水等导致的血容量不足，维持正常的血压和心排血量。口腔颌面部肿瘤手术过程中，患者可能会出现大量失血和脱水的情况，这会导致血容量不足，引起血压下降和心排血量减少。及时补充血容量可以维持患者的循环功能稳定，保证重要脏器的血液灌注。

维持循环稳定：优先保障心、脑、肾等重要脏器的血液灌注，避免器官功能受损。在手术过程中，麻醉医生应密切关注患者的循环功能，通过调整输液速度和输液量，保证心、脑、肾等重要器官的血液灌注。同时，还可以采取血管活性药物等措施，维持患者的血压和心率稳定。

纠正电解质和酸碱平衡紊乱：根据监测结果，及时纠正电解质和酸碱平衡紊乱，保持内环境稳定。手术过程中，患者可能会出现电解质和酸碱平衡紊乱的情况，如低钾血症、低钠血症、酸中毒等。麻醉医生应根据血气分析等监测结果，及时调整输液成分和输液量，纠正电解质和酸碱平衡紊乱，保持患者的内环境稳定。

（2）基本原则

个体化原则：根据患者具体情况制订液体管理方案，不同年龄、性别、体重、手术类型等因素都会影响液体需求。例如，老年患者和儿童患者的液体需求与成年人不同，女性患者和男性患者的液体需求也可能存在差异。此外，手术类型和手术时间也会影响液体需求。因此，麻醉医生应根据患者的具体情况，制订个性化的液体管理方案。

维持水电解质平衡：关注患者的水电解质平衡，确保患者体内水分、电解质以及酸碱度的平衡。在手术过程中，麻醉医生应密切监测患者的水电解质平衡状态，及时调整输液成分和输液量，维持患者的水电解质平衡。例如，对于低钾血症的患者，可以通过输注含钾的液体来纠正低钾血症。

控制输液速度和输液量：合理的输液速度和输液量对于维持患者的生命体征至关重要，需要根据手术进程和患者需求进行精确控制。输液速度过快可能会导致肺水肿等并发症，而输液速度过慢则可能无法满足患者的液体需求。因此，麻醉医生应根据患者的具体情况，精确控制输液速度和输液量。

节约原则：减少不必要的液体输入，合理利用自体血液回输技术。在手术过程中，应尽量减少不必要的液体输入，避免液体过多引起的并发症。同时，可以合理利用自体血液回输技术，减少异体输血的风险和并发症。

（3）液体种类的选择及适应证

晶体液：生理盐水、乳酸林格氏液、醋酸平衡盐溶液等，与人体细胞外液成分相近，常用于补充血容量和维持电解质平衡。晶体液价格便宜，来源广泛，是临床上常用的液体种类之一。在口腔颌面部肿瘤手术中，晶体液可以用于补充手术失血和脱水导致的血容量不足，维持电解质平衡。

胶体液：羟乙基淀粉、明胶、葡萄糖酐等，可提高血浆胶体渗透压，增加血容量，适用于急性失血或休克患者。胶体液的作用时间较长，可以在短时间内提高患者的血容量，改善循环功能。在口腔颌面部肿瘤手术中，胶体液可以用于急性失血或休克患者的抢救治疗。

血制品：新鲜冰冻血浆、红细胞悬液、冷沉淀物等，含有多种凝血因子或用于纠正贫血，提高携氧能力。血制品是一种特殊的液体种类，它含有多种凝血因子和血细胞，可以用于纠正贫血、提高携氧能力和补充凝血因子。在口腔颌面部肿瘤手术中，血制品可以用于严重贫血、失血过多或凝血功能障碍的患者。

四、口腔门诊手术的麻醉选择与安全保障

（一）麻醉选择

口腔门诊手术的麻醉选择需要根据手术类型、患者情况等因素进行综合考虑。

局部麻醉常用药物：口腔门诊手术中常用的局部麻醉药物包括利多卡因、阿替卡因、甲哌卡因等。这些药物可通过注射或涂抹在口腔内的方式，使口腔内的黏膜和神经暂时失去感觉。例如，在口腔开颌术等短小手术中，可选择0.5%～1%利多卡因行局部麻醉，起效迅速，效果确切，作用时间为60～90 min。对于神经阻滞麻醉，可选择支配牙髓区域的神经阻滞，如1%利多卡因或0.5%罗哌卡因，阻滞时间通常为2～4 h。

局部麻醉适用于口腔开颌术等短小手术，其优势在于操作简单、安全性高、恢复快。例如，对于一些对全身麻醉有恐惧心理的患者，局部麻醉是一个较好的选择。此外，局部麻醉对患者的身体状况要求相对较低，适用于大多数患者。

全身麻醉适用情况：在一些大型牙科手术或儿童牙科手术中，可能需要使用全身麻醉药，如丙泊酚、七氟烷等。这些药物可以使患者进入深度睡眠状态，从而避免手术过程中的疼痛和不适。

全身麻醉适用于一些复杂的口腔门诊手术，如儿童多颗龋齿的治疗、口腔颌面部较大肿物的切除等。对于儿童患者来说，全身麻醉可以减少他们的恐惧和焦虑，确保手术的顺利进行。对于一些无法配合局部麻醉的患者，全身麻醉也是一种有效的选择。

（二）安全保障

术前评估：在口腔门诊手术前，麻醉医生需要对患者进行全面的术前评估。了解患者的病史、手术类型、麻醉方式等，评估患者对麻醉和手术的耐受能力。例如，对于有高血压、糖尿病等内科疾病的患者，需要在手术前调整药物治疗方案，控制血压和血糖水平。对于有过敏史的患者，需要了解其过敏药物，避免使用可能引起过敏反应的麻醉药物。

术中监测：在手术过程中，麻醉医生需要密切观察患者的生命体征，如血压、心率、呼吸等，及时发现并处理异常情况。例如，使用监护仪实时监测患者的生命体征，一旦发现异常，立即采取相应的措施。同时，还需要注意观察患者的麻醉深度，确保患者在手术过程中处于适当的麻醉状态。

术后护理：术后护理对于患者的恢复至关重要。观察患者恢复情况，评估液体平衡，

处理并发症，如低血压、水肿等。例如，在患者苏醒后，观察其意识状态、呼吸情况等，确保患者安全。对于出现低血压的患者，可给予适当的升压药物。对于出现水肿的患者，可采取抬高患肢等措施，促进水肿消退。

口腔门诊手术的麻醉选择和安全保障需要麻醉医生根据患者的具体情况进行综合考虑，确保手术的顺利进行和患者的安全。

五、总结

口腔颌面外科手术麻醉具有复杂性和特殊性，涉及气道管理、正颌手术、肿瘤手术以及口腔门诊手术等多个方面。

在气道管理方面，面临着上气道畸形或梗阻、手术操作影响气道、颌面部血管丰富神经多反射多以及手术后气道解剖结构改变等挑战。通过术前气道评估"Lemon"法则、选择合适的插管方式以及针对困难气道患者制订插管策略等方法，可以有效应对这些挑战。正颌手术麻醉一般采用全麻，需注意注射麻醉时的疼痛。术后应密切观察患者拔管指征，对估计拔管后难以维持气道通畅者预先做气管造口术或术后保留气管导管，入重症监护室进一步治疗。口腔颌面部肿瘤手术麻醉要点包括张口受限、血供丰富、全身情况差以及手术操作和呼吸道管理需细心、严谨等。术前准备要评估内科疾病、预测气道困难程度并合理用药。术中麻醉要根据气道困难程度选择诱导方法和插管径路，维持麻醉并做好呼吸管理。液体管理在肿瘤手术麻醉中至关重要，要补充血容量、维持循环稳定、纠正电解质和酸碱平衡紊乱，遵循个体化、维持水电解质平衡、控制输液速度和量以及节约原则，选择合适的液体种类。口腔门诊手术的麻醉选择需根据手术类型和患者情况综合考虑，局部麻醉适用于短小手术，全身麻醉适用于大型牙科手术或儿童牙科手术。安全保障方面要做好术前评估、术中监测和术后护理。

总之，麻醉医生需要充分了解患者病情，进行全面的术前评估，选择合适的麻醉方式和插管方法，严格控制液体管理，加强术中监测和术后护理，以确保患者的安全和手术的顺利进行。随着医学技术的不断发展，口腔颌面外科手术麻醉也将不断创新和完善，为患者提供更加安全、有效的麻醉服务。

参考文献

［1］邓小明，姚尚龙，于布为，等.现代麻醉学［M］.5版.北京：人民卫生出版社，2021.

［2］庄心良，曾因明，陈伯銮.现代麻醉学［M］.4版.北京：人民卫生出版社，2016.

［3］刘进，熊利泽.麻醉学［M］.3版.北京：人民卫生出版社，2015.

［4］郭曲练，姚尚龙.临床麻醉学［M］.4版.北京：人民卫生出版社，2016.

［5］徐启明，李文硕.临床麻醉学［M］.2版.北京：人民卫生出版社，2005.

［6］杭燕南，王祥瑞，薛张纲，等.当代麻醉学［M］.2版.上海：上海科学技术出版社，
2013.

［7］盛卓人，王俊科.实用临床麻醉学［M］.4版.北京：科学出版社，2009.

［8］贾恩霞，刘伟，刘惠荣，等.麻醉学新进展［M］.北京：人民卫生出版社，2009.

［9］陈晓琦，李静.小儿麻醉学［M］.北京：人民卫生出版社，2015.

［10］卿恩明.心血管手术麻醉学［M］.2版.北京：人民卫生出版社，2007.

［11］田玉科.神经外科麻醉学［M］.北京：人民卫生出版社，2010.

［12］连庆泉，李军.小儿麻醉手册［M］.2版.北京：世界图书出版公司，2012.

［13］古妙宁.麻醉学进展［M］.北京：人民卫生出版社，2014.

［14］王祥瑞，杭燕南.麻醉与重症监测治疗［M］.上海：上海科学技术出版社，2017.

［15］赵晶，黄宇光.麻醉学临床病例精析［M］.北京：人民卫生出版社，2018.

［16］陶国才，鲁开智.临床麻醉学教程［M］.北京：人民卫生出版社，2010.

［17］王天龙，熊利泽.老年麻醉学［M］.北京：人民卫生出版社，2017.

［18］黄宇光，邓小明，薛张纲，等.加速术后康复外科的围术期麻醉管理专家共识［J］.临
床麻醉学杂志，2016，32（8）：817-827.

［19］周恩，夏童欣，芮明忠.老年患者术后谵妄防治中国专家共识［J］.中华医学杂志，
2016，96（22）：1718-1729.

［20］张欣欣，李傲，刘畑畑，等.七氟醚全麻术后青年和老年患者苏醒期的脑电图类别

[J].临床麻醉学杂志,2023,39(3):229-234.

[21]王洁,双鹏展,赵龙彪,等.老年患者髋部骨折修复术后谵妄的危险因素[J].临床麻醉学杂志,2023,39(3):235-240.

[22]岳云,吴安石,姚尚龙,等.麻醉深度监测现状和展望[J].国际麻醉学与复苏杂志,2019,40(1):1-6.

[23]杭燕南,王祥瑞,薛张纲,等.当代麻醉学发展趋势[J].上海医学,2005,28(12):977-980.

[24]李泰伴,张磊,李莹,等.不同剂量布比卡因蛛网膜下腔阻滞对老年患者髋部手术低血压的影响[J].临床麻醉学杂志,2023,39(3):260-265.

[25]胡昕,于向洋,张凯.小儿麻醉的热点问题[J].临床麻醉学杂志,2018,34(10):1035-1039.

[26]姚尚龙,武庆平.围术期肺保护的研究进展[J].临床麻醉学杂志,2016,32(1):94-96.

[27]田玉科,梅伟.神经外科麻醉管理的新进展[J].临床麻醉学杂志,2015,31(9):927-930.

[28]卿恩明,黑飞龙.心脏手术麻醉中的心肌保护[J].中华麻醉学杂志,2014,34(10):1153-1155.

[29]李烨华,曹晖,周兴根,等.麻醉与血液保护[J].中华麻醉学杂志,2000,20(9):517-518.

[30]李咸鹏,郑煜丽,高晓曼.临床麻醉学进展[J].中华麻醉学杂志,2003,23(10):721-722.

[31]张建友,唐苏红,王溢鑫,等.术后镇痛中阿片类药物的不良反应及处理[J].临床麻醉学杂志,2003,19(5):319-320.

[32]裴玲琪,周怡宏,林世德,等.麻醉深度监测的进展[J].中华麻醉学杂志,2002,22(11):697-699.

[33]林姝池,刘金东.麻醉学科发展与展望[J].中华医学杂志,2002,82(20):1364-1366.

[34]周洁,丁益群.临床麻醉学研究进展[J].中华麻醉学杂志,2001,21(10):637-638.

[35]彭瑞,徐晨阳.麻醉与免疫[J].中华麻醉学杂志,2004,24(11):877-878.

[36]苏敬允，崔艺峰，李馨，等.不同麻醉药物抗抑郁作用及其机制的研究进展[J].临床麻醉学杂志，2023，39（3）：308-312.

[37]连庆泉，王本阳.小儿区域麻醉的研究进展[J].中华麻醉学杂志，2012，32（7）：769-771.

[38]郭曲练，程智刚.老年患者麻醉的特点与进展[J].解放军医学杂志，2011，36（11）：1123-1126.

[39]贾恩霞，刘伟，刘惠荣.麻醉与术后认知功能障碍[J].中华麻醉学杂志，2010，30（10）：1153-1155.

[40]徐世元，许平.麻醉与创伤后应激障碍[J].中华麻醉学杂志，2009，29（9）：863-864.

[41]武旖旎，韩新，代虹.吸入麻醉药与脏器保护[J].国际麻醉学与复苏杂志，2007，28（6）：481-484.

[42]李士通.麻醉与循环[J].临床麻醉学杂志，2007，23（6）：517-520.

[43]靳华锋，陈晓琦，李静，等.麻醉学新进展[J].中国实用外科杂志，2006，26（6）：401-404.